O PODER DAS ERVAS

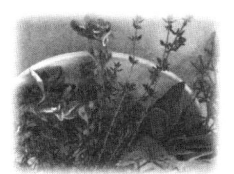

na sabedoria popular
e no saber científico

FÁTIMA BRANQUINHO

O PODER DAS ERVAS

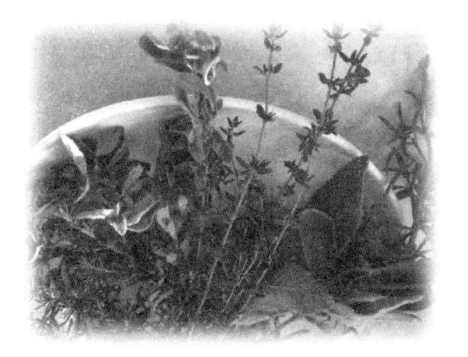

na sabedoria popular
e no saber científico

*m*auad X

Copyright @ by Fátima Teresa Braga Branquinho, 2007

Direitos desta edição reservados à
MAUAD Editora Ltda.
Rua Joaquim Silva, 98, 5° andar
Lapa — Rio de Janeiro — RJ — CEP: 20241-110
Tel.: (21) 3479.7422 — Fax: (21) 3479.7400
www.mauad.com.br

Projeto Gráfico:
Núcleo de Arte/Mauad Editora

CIP-BRASIL. CATALOGAÇÃO-NA-FONTE
SINDICATO NACIONAL DOS EDITORES DE LIVROS, RJ.

B825p
Branquinho, Fátima, 1958-
O poder das ervas na sabedoria popular e no saber científico / Fátima Branquinho. - Rio de Janeiro : Mauad X, 2007.
Anexos
Inclui bibliografia
ISBN 978-85-7478-219-5
1. Ervas. 2. Plantas medicinais. 3. Ervas - Rio de Janeiro (RJ) - Uso terapêutico. 4. Cultura popular - Rio de Janeiro (RJ). I. Título.

07-2015.   CDD: 581.63
                                               CDU: 633.88

A realização deste trabalho só foi possível graças à colaboração de muitas pessoas. Algumas delas não serão jamais contempladas pelas melhores palavras que eu tente encontrar, pois não há. Na verdade, daqui por diante, ao pensar nelas ou ao olhar para elas, vou me lembrar de sua preciosa e inestimável contribuição, materializada de diferentes formas. Todos esses colaboradores abriram mão, de algum modo, do tempo que tinham para a realização de suas próprias tarefas, dedicando-o a mim na construção de condições materiais, espirituais, científicas e técnicas que me permitiram chegar até aqui. Por isso, resta-me apenas a opção de parafrasear meus entrevistados, que me encantaram com sua sabedoria: *"Não tem de quê não, minha filha, agradece é a Deus, porque é só por causo Dele que nós tamos aqui."* Eu agradeço.

Para

Arnaldo Braga e Octávio Ianni (in memoriam)

e

Thereza, Adriano, Lili, Mana, Paula e Thiago

SUMÁRIO

Introdução	9
I – As Culturas da Cidade	21
II – A Cultura das Ervas	35
III – Origem da Sabedoria das Ervas	47
IV – Modos de Preparo	63
V – Males e Curas	81
VI – Popular e Científica	95
VII – Visão de Mundo	113
Considerações Finais	135
Notas	141
Anexo I – Listado sobre Males e Curas	149
Referências Bibliográficas	153

INTRODUÇÃO

No tempo em que trabalhava em um projeto de extensão universitária de educação em ciência em bairros da periferia da cidade do Rio de Janeiro, coordenando um grupo multidisciplinar de alunos da graduação, interessada em democratizar o acesso ao conhecimento científico relacionado a questões ambientais e de saúde, fui surpreendida pelo fracasso do projeto. Esse fracasso não estava relacionado à diminuição do número de pessoas que participavam, a maioria de crianças e adolescentes, nem ao interesse que demonstravam durante os encontros. Ao contrário, refazer experimentos simples, mesmo fora de um laboratório, encenar contextos históricos de descobertas científicas ou realizar visitas ao horto, ao zoo, ao laboratório da universidade ou à estação de tratamento de água e esgoto permitia-nos perceber o prazer com que aprendiam aquilo que designávamos "conceitos científicos básicos para melhoria da qualidade de vida e exercício da cidadania no século XXI".

No entanto, minha formação em Biologia era insuficiente para explicar por que, apesar do aparente sucesso de cada atividade do projeto, este não significava uma aproximação entre nós – o grupo da universidade e os participantes do projeto nos bairros.

O abismo parecia aumentar a cada vez que "entrávamos em cena". O "protótipo das Luzes" entre os "selvagens" beirava o espanto provocado pela magia. Fracasso. Aquilo que se pretendia encurtar, ampliava-se. Nossas experiências científicas eram "lindas", mas os conceitos científicos, vazios. Não eram incorporados ao vocabulário dos participantes, não passavam a integrar suas explicações sobre o funcionamento da natureza, não os habilitavam a alterar hábitos e tratos com a saúde.

Tampouco nós compreendíamos sua forma de ver a natureza e cuidar da saúde. Afinal, em que se baseavam para preparar um defumador com folhas de oliveira, aos primeiros sinais de tempestade? Por que tomar um chá de erva de Santa Maria para eliminar vermes? Por que preparar um banho de erva de São João para tornar-se invisível aos olhos de um inimigo?

Violência, pobreza e garantia da sobrevivência pareciam-me falsas explicações para um falso problema ou para um problema social real, contudo mal formulado como objeto de estudo, já que "invisível" para mim em sua manifestação. Poderia tratar-se, então, de partilharem uma outra lógica e, por isso, não havia diálogo entre nós e eles.

Na busca para encontrar pontos de coincidência que possibilitassem articular os dois modos de conhecer e explicar a natureza, a saúde e o ambiente, assim como para viabilizar o diálogo almejado, decidi investigar com o grupo de alunos, durante o terceiro ano do projeto, os conceitos científicos que estariam sendo utilizados por eles em seu dia-a-dia, mas dos quais não tivessem consciência de ser "científicos". Não houve dificuldade em listá-los. Bastou exercer o etnocentrismo característico da ciência dentro da qual se deu a minha formação. Contudo, isso também não resolveu o problema da falta de diálogo e aumentou o abismo.

De acordo com Latour[1], continuávamos diferentes porque mobilizávamos a natureza por meio da ciência e eles não. Eles a mobilizam sim, mas de outras formas, pois possuem outro entendimento sobre a natureza. Por mais que lhes oferecêssemos nossos instrumentos heurísticos, eles os recusavam. Percebemos em certas situações que desconfiavam do que dizíamos, da ciência, dos médicos e dos remédios.

Constatamos que possuem uma "ciência" própria, curandeiros e modos de curar. Possuem uma visão do corpo – anatomia e fisiologia – e da natureza que lhes é própria e que não era possível de ser abordada conceitualmente pela Biologia.

Mas, que estranho grupo... Composto por pessoas que convivem conosco no espaço metropolitano do Rio, integram as estatísticas sobre nível de escolaridade, desemprego, economia informal e número de mortos no carnaval. Freqüentam escolas públicas, assistem ao jornal falado e às novelas, votam e, no entanto, são estranhos e parecem pertencer a uma "outra tribo"[2].

A implementação do projeto de extensão nos anos de 1992, 1993 e 1994 teve como contexto a Eco-92 e suas conseqüências. Diariamente, a mídia passou a veicular notícias que interligavam a ciência, a tecnologia, a política, a economia, o desenvolvimento sustentável, a ecosfera, a biopirataria, as florestas, os povos indígenas e comunidades locais tradicionais. Nessa ocasião, o Brasil foi divulgado como o país detentor da maior biodiversidade do planeta. Esse fato, além de povoar nossos encontros no âmbito do projeto, despertou alguns segmentos da sociedade para a necessidade de defesa desse patrimônio genético por meio da elaboração de leis que dispusessem sobre o acesso aos recursos genéticos do país e sobre a concessão de patentes – proteção à propriedade industrial.

Há dois pontos de articulação entre as duas legislações. O primeiro diz respeito ao fato de que a lei que concede patentes – Lei da Propriedade Industrial – tem artigos que fazem interface com a área biológica, sobretudo no que diz respeito ao patenteamento de processos e produtos biotecnológicos e farmacêuticos. O segundo corresponde aos direitos de propriedade intelectual, da qual a propriedade industrial é parte. De acordo com o projeto de lei ainda em tramitação, esses direitos não devem ser reconhecidos, caso sejam relativos a recursos genéticos ou biológicos que utilizem o conhecimento coletivo de sociedades indígenas e de comunidades locais extrativistas.

Na prática, a referida articulação corresponde, por exemplo, à saída do país de uma planta medicinal ou de seus produtos derivados e do conhecimento a eles associado, em geral proporcionado por sociedades indígenas e comunidades locais. Em outras palavras, tais leis serviriam como instrumento básico para normatizar ações, como a saída de plantas medicinais, cujos efeitos foram consagrados pela sabedoria popular e que são base para medicamentos que geram lucro para indústrias farmacêuticas multinacionais.

Além disso, se aprovada, essa legislação deveria estender o acesso e o uso adequado dessas plantas e de outros recursos genéticos a uma repartição justa e eqüitativa dos resultados derivados do uso de tecnologias genéticas e do conhecimento associado proporcionados por sociedades indígenas e comunidades locais extrativistas.

Ora, a realidade havia acabado de conectar antigos e novos atores de uma forma peculiar: comunidades locais, povos indígenas, cientistas, industriais farmacêuticos, biotecnólogos e políticos unidos à natureza pelo fio da biopirataria. Juntos aparecem constituindo uma rede trançada por conhecimento milenar, tecnologia genética, poder e propriedade.

Os participantes do referido projeto de extensão não integravam uma "outra tribo", e sim apresentavam um modo de lidar com a natureza que se assemelhava mais àquela do que à nossa. Algo de mágico, uma certa alquimia está presente nos momentos em que escolhem as ervas e preparam chás, poções e banhos para se curarem de seus males. Por isso, resistiam ao nosso modo de lidar com a natureza, duvidavam, encantavam-se, estranhavam.

Entretanto, eu percebia que algo ressoava entre os dois corpos de conhecimento: o deles e o nosso, o saber popular e o científico. Naturezas e culturas, tradição e modernidade, ervas medicinais, fitoterápicos e transgênicos, pajés e biotecnólogos, mães-de-santo, cientistas e médicos misturavam-se formando, como nos diz Latour[3] – uma rede – que, para mim, era incompreensível e tão viva como um organismo.

A Biologia, que antes parecia-me tão infinita quanto precisa, era estreita, míope e incapaz de traduzir o que ocorria no âmbito do projeto para a sua linguagem, para a minha linguagem.

Apropriar-me dos instrumentos da Antropologia e da Sociologia pareceu-me a única possibilidade para aprimorar minha compreensão sobre se haveria realmente e como se expressaria a relação entre sabedoria popular e saber científico, sobretudo no que dizia respeito aos tratos com a saúde por meio das ervas.

Apresentava-se para mim como uma provocação o fato de os participantes do projeto de extensão e seus familiares dominarem com tanta segurança um corpo de conhecimentos sobre Medicina Popular e cultura das ervas numa metrópole como o Rio e na virada para o século XXI.

Foi, então, já aluna do Doutorado, que decidi expandir as observações sobre a cultura das ervas, feitas nos bairros da periferia na ocasião da realização do projeto de extensão, às feiras livres de diferentes bairros do Rio e ao Mercadão de Madureira, importantes pontos de venda de ervas curativas da cidade, entre outras mercadorias.

Meu "laboratório" naquele momento era a cidade e o que perseguia, seguindo o rastro das idéias de Latour, era o entendimento sobre as relações entre naturezas e culturas, na tradição e na modernidade, através das ervas.

Sei que algumas noções poderiam ser aprofundadas, mas as que usei e que passo a descrever deram conta do problema estudado.

Algumas leituras foram fundamentais para que eu distinguisse o fazer do laboratório no qual obtive minha formação de um fazer realizado em um outro "laboratório", onde os objetos aparecem menos claramente delineados, neutros ou purificados, isto é, onde se supõe haver intervenção humana nos processos e estruturas estudados.

Dentre estas leituras, encontram-se os estudos sobre a cultura popular relacionados à religiosidade, modos de vida e trabalho, tratos com a saúde, que evidenciam formas de interação com a natureza e sobrenatureza, desenvolvidos por Cândido (1964), Loyola (1984), Peirano (1985), Duarte (1986), Ortiz (1988), Silva (1988), Maués (1990) e Pessoa de Barros (1993).

Alguns desses estudos mostram-me claramente que grupos culturais, cujos componentes estão unidos por uma visão de mundo[4], constroem classificações próprias sobre diferentes elementos da natureza e sobrenatureza, como vegetais, animais, fenômenos naturais, espíritos, relacionando-os a hábitos alimentares, religiosos, de saúde e contribuem para o entendimento de representações sobre "corpo", "pessoa", "mudança", "saúde/doença".

Compreendi, definitivamente, que não havia uma única definição da oposição natureza/cultura, dada por uma natureza e uma cultura universais. Mais do que isso, compreendi que o limite entre o social e o natural apresenta nuances que estão em acordo com o gênero de vida dos grupos culturais existentes e são a base para suas classificações e representações naturais e sociais.

Desse modo, assim como as demais classificações, a classificação do conhecimento em "popular" e "científico" tem por base os limites que construímos entre o social e o natural.

A análise da cultura das ervas entre moradores da periferia do Rio e freqüentadores das feiras livres e Mercadão de Madureira é pertinente ao tipo de questão que se propõe aqui desenvolver: a da relação da visão de mundo do grupo cultural que a pratica em seu cotidiano, na qual se baseia a sabedoria popular sobre as ervas, com a visão de mundo relacionada ao saber científico que caracteriza a modernidade, designada por Latour[5] como a "grande narrativa ocidental". Trata-se, portanto, de identificar os limites entre natureza e cultura na tradição e na modernidade.

O material etnográfico acerca do qual se desenvolve a presente análise é totalmente oriundo de condições urbanas, dada a especificidade da articulação de códigos culturais alternativos com essa Grande Tradição, cujo *locus* principal é a metrópole.

A análise da cultura das ervas no limite urbano revelou a metrópole como um local de marcante ambigüidade.

Ao iniciar as entrevistas, explicava que gostaria de compreender o uso das ervas nas práticas de cura de diferentes males, o que me permitiu, durante as conversas, ter acesso à concepção dos entrevistados sobre a natureza.

Ao apresentarem as qualidades das ervas plantadas, vendidas e compradas, moradores, erveiros e usuários viabilizavam a elaboração de uma coleção de conceitos constituintes da sabedoria popular.

Tive acesso à produção de etnocientistas, ligados à tradição da Antropologia Cognitiva, dedicados ao estudo das classificações naturais, como os trabalhos de Frake (1961) sobre a classificação de tipos de diagnósticos para doenças e os de Berlin (1976 e 1978) sobre classificações naturais. Contudo, decidi não adotar essa postura teórica.

Preferi inspirar minha leitura do período em que fiz as entrevistas na Antropologia Estrutural, principalmente nas noções construídas por Lévi-Strauss, pois colaboravam para revelar o caráter "holista" da sabedoria popular, explicitada no que esse autor designou como "pensamento selvagem". Além disso, a resposta à "exigência de ordem" buscada nas relações entre natureza e cultura de que fala, inerente a todo pensamento, aproxima os dois saberes – popular e científico –, cuja articulação pretendeu-se investigar.

Contudo, foi nas idéias de Latour[6], apresentadas no ensaio intitulado *Jamais fomos modernos*, publicado em 1994, que encontrei o suporte teórico fundamental para a compreensão da relação entre popular e científico da forma como ela parecia apresentar-se a mim.

A construção que Latour fez da categoria de "rede sociotécnica" possibilitou o entendimento sobre a ligação entre as ervas, os fitoterápicos e as vacinas produzidas a partir de plantas modificadas geneticamente – transgênicas – e cujo conhecimento associado é proporcionado pelas populações que usam ervas tradicionalmente para se curar.

A relação entre o popular e o científico, segundo Latour, tem nas "redes" uma dimensão que complementa a idéia de Lévi-Strauss – sem dúvida, uma idéia que ainda merece investigação – de que o pensamento mágico é "mais uma sombra que antecipa seu corpo", tão completo, acabado e coerente quanto o pensamento científico.

Caberia, então, perguntar: se o pensamento mágico não é um momento ou uma etapa da evolução técnica e científica e se a literatura etnográfica descreve seus objetos como "naturezas-culturas", como e por que se deu a separação, de que tanto a ciência se orgulha, entre naturezas e culturas – característica dos objetos do pensamento científico?

Para Latour, essa separação não ocorreu. Ao tentar aperfeiçoá-la por meio do trabalho científico, "purificando" ao máximo os objetos, os modernos possibilitaram o surgimento de "quase-objetos", "quase-sujeitos" cada vez mais complexos, entrelaçando um número cada vez maior de humanos e não-humanos, acentuando o processo de construção de objetos que são natureza e cultura, simultaneamente, formando as "redes sociotécnicas".

À semelhança dos pré-modernos, os modernos criam "híbridos" de natureza e cultura ou "coletivos", o que nos permite comparar e relacionar, em outros termos, saberes aparentemente antagônicos – popular e científico – por meio das práticas de cura com ervas em uma metrópole.

No estudo realizado, não pretendi evidenciar elementos da sabedoria popular, com relação à saúde e ao ambiente presentes no saber científico ou vice-versa. Tratei sim de, com base em Latour, mostrar como ervas, axé, princípio ativo, fitoterápicos e transgênicos são elementos de uma rede na qual tradição e modernidade sobrepõem-se, confundindo-se com o cotidiano. Para Latour, o presente não supera o passado. O presente é ele mesmo um "híbrido" de tempos.

Os ditos pré-modernos ou selvagens classificam certas plantas pelo sabor advindo da presença de enxofre. Não foram ao laboratório para construir essa classificação. Trata-se de um critério sensível, parte da ciência do concreto descrita por Lévi-Strauss[7]. Nós, modernos, através da Botânica, as classificamos em famílias diferentes, grupos que diferem dos deles, com base em critérios científicos. Não há dúvida de que ambos classificam e de que não o fazem simplesmente porque os objetos classificados lhes são úteis, mas porque respondem à "exigência de ordem (...) que está na base de qualquer pensamento".

Segundo Lévi-Strauss[8], o cérebro humano entende a natureza porque guarda com ela homologia. Sobre isso, ele diz: "Quando o espírito se apodera de dados empíricos previamente tratados pelos órgãos dos sentidos, continua a trabalhar estruturalmente, por assim dizer, um material que recebe já estruturado. E não o poderia fazer se o espírito, o corpo a que pertence o espírito e as coisas que o corpo e o espírito apercebem não fossem parte integrante de uma só e mesma realidade." As considerações de Lévi-Strauss sobre a ciência do concreto e a comparação que estabelece entre aquela e a ciência moderna são uma decorrência dessa premissa. Sua posição é criticada por Latour e outros antropólogos que a consideram etnocêntrica. Mas por que não considerá-la? Se, para Geertz[9], o cérebro humano é um artefato cultural e se, para Latour, a natureza é híbrida – natureza e cultura –, a posição defendida por Lévi-Strauss guarda com ambas formulações a mesma proposta de continuidade entre natureza e cultura, apesar de situada num plano diverso: o da cognição.

As mais recentes hipóteses da Biologia admitem que o funcionamento da ecosfera é similar ao do organismo. A Terra, por essa hipótese, designada como Hipótese de Gaia, é considerada como um organismo vivo que busca permanentemente seu equilíbrio por meio de mecanismos de homeostase. Responde, portanto, à intervenção humana como se o homem fosse um tecido seu, refazendo-se, tal e qual um organismo vivo refaz um tecido danificado, ou isola durante anos um tumor que pode não ser jamais descoberto, nem mesmo pelos efeitos que provoca, se estes forem controlados. A vida é o fim e o meio.

Não haveria nessa idéia a mesma proposta de um todo indivisível "natureza-cultura" – presente na Antropologia de Lévi-Strauss, Geertz e Latour, mesmo que em diferentes níveis? Não se pode identificar nesses dois universos de conhecimento científico, a Biologia e a Antropologia, a mesma tendência à totalização presente no pensamento pré-moderno, embora os caminhos para chegar a considerá-la tenham sido absolutamente diversos?

Não pretendo com a comparação dessas duas idéias 'biologizar' a Antropologia, ou fugiria a meus próprios objetivos. Contudo, considero válida a relação que as duas totalizações possuem com a proposta de Latour, segundo a qual a existência e a continuidade dos "coletivos" dependem do reconhecimento de que os objetos construídos pelos modernos são tão "humanos-não humanos" quanto os objetos dos pré-modernos: objeto – discurso – natureza – sociedade, uma "rede sociotécnica".

É deste ponto de vista que pretendi mostrar a ressonância entre os saberes popular e científico por meio das curas com ervas praticadas no Rio de Janeiro, visíveis tanto nos bairros da periferia quanto nas feiras livres e no Mercadão de Madureira, freqüentados por pessoas que possuem níveis diferentes de formação e de poder aquisitivo.

Esse trabalho pressupõe, portanto, que a cultura das ervas, ordenada e enraizada em princípios próprios, é partilhada por moradores da cidade ou de sua periferia que freqüentam as feiras livres e o Mercadão de Madureira, independentemente do nível de formação ou de poder aquisitivo.

Assim é que, no capítulo I, apresento o "laboratório" onde desenvolvi a pesquisa – a cidade –, aproveitando-me da metáfora para mostrar que a cidade pode ser considerada um modelo reduzido no qual o processo de "transculturação" é examinado como se estivesse na mira de um microscópio, isto é, pequeno, mas nem por isso menos complexo.

O processo de "transculturação" mostra-se, conforme se verá no capítulo VI, um meio propício para o entendimento de que o projeto de separação entre natureza e cultura, implementado pela Ciência Moderna, não pode ser conquistado, pelo menos da forma como foi concebido por seus fundadores e tratado pelos epistemólogos.

No capítulo II, apresento os principais elementos que compõem o sistema cultural das ervas, mas não como um subsistema ou subcultura de uma outra cultura que difere da primeira por mobilizar a natureza por meio da ciência, sendo, portanto, proprietária de uma natureza universal. Busco descrever o suporte analítico construído por Latour, para me situar no ponto médio de onde é possível comparar as duas culturas – a das ervas e a científica – como "naturezas-culturas" e, assim, delimitar o terreno de um estudo empírico sobre a rede sociotécnica que vai da erva ao transgênico, passando pelo princípio ativo.

Os capítulos III, IV e V são o resultado do esforço da pesquisa etnográfica propriamente dita.

Nesses capítulos aparecem as categorias utilizadas pelos entrevistados, com o objetivo de delinear, a partir da classificação elaborada por eles, sobre as ervas e seus usos, os princípios norteadores da visão de mundo que lhes é própria.

No capítulo VI, indiquei as articulações existentes entre os saberes popular e científico na "rede sociotécnica" que vai das ervas aos transgênicos, para, no capítulo VII, proceder à comparação entre os dois saberes, tomados como "naturezas-culturas". Foi, então, que pude explicitar o que há de comum entre as visões de mundo em que subjazem essas duas formas de mobilizar da natureza, já que, no contexto teórico desse trabalho, ambas são como parte de um tecido único que liga tradição e modernidade.

Deste ponto de vista, a cultura das ervas não pertence apenas ao saber popular, da mesma forma que a relação que mantém com a natureza não é desprovida de algo que só a ciência poderia dar. Ao contrário, ela apresenta um modo alternativo de construção da realidade baseada em princípios englobantes que também estão presentes no saber científico, apesar deste empreender um grande esforço de análise – no sentido de chegar à essência ou menor determinação – para purificar seus objetos.

Vale enfatizar que grande parte das entrevistas e observações foi realizada no bairro da periferia do Rio chamado Vigário Geral, dada a interação com os moradores a que se chegou, decorrente da implementação do projeto de extensão citado no início, que antecedeu e fertilizou este trabalho.

Hoje há uma interação ainda mais estreita com um grupo de pessoas em Vigário Geral, devido à iniciativa de construir um centro de estudos e práticas, nomeado pelos próprios moradores de Centro de Valorização do Ser.

A idéia do Centro partiu do desejo que alguns moradores têm de contribuir para a melhoria das condições de vida das pessoas do lugar, sem que para isso tenham que pedir e esperar pela boa vontade do poder público. Em síntese, desejam desfrutar do sentimento de sentirem que são úteis a si mesmos.

Assim, foi comprado um terreno na rua Onze Unidos, dentro da favela de Vigário Geral, onde está sendo construída pelos moradores a estrutura física do Centro, que não é grande, mas que poderá atender a crianças, jovens, adultos e idosos, através de atividades diversificadas.

As atividades vão ser realizadas com base na difusão do conhecimento que os moradores acumularam no desempenho de suas profissões e tarefas cotidianas. Manicures, cozinheiras, mecânicos, donas de casa, técnicos em consertos de aparelhos elétricos, pedreiros, eletricistas, datilógrafos, almoxarifes, etc. irão ensinar seus ofícios.

Com base neste conhecimento prático, pretende-se relacionar o conhecimento que a ciência tem da natureza utilizado naquela situação determinada, a fim de que seja atribuído um sentido a esse conhecimento, como mais uma linguagem.

Inúmeras atividades domésticas realizadas em Vigário, como fazer pão ou bolo para consumo próprio ou para vender, utilizam algum conhecimento da natureza mobilizado pela ciência. Por exemplo, a adição do fermento para que a massa cresça. Qual seria a razão deste procedimento, além de fazer a massa crescer? O fermento é um fungo, um tipo de mofo, que utiliza o açúcar da massa para se alimentar e produzir energia para viver. Neste processo, produz gás carbônico, que é eliminado e aprisionado na massa, que fica cheia de bolhas de gás e, assim, "cresce". Esse processo de respiração é comum a vários outros seres vivos e pode ser explorado para explicar outros fenômenos que ocorrem no meio ambiente, como a mortandade de peixes em uma lagoa e as técnicas e procedimentos de despoluição

Tem-se, assim, uma série infinita de possibilidades de articulação de conceitos científicos e não-científicos que ligam as mais antigas tradições às tecnologias avançadas, humanos e não-humanos, natureza e cultura, popular e científico, num tecido único, um conjunto de "híbridos". O objetivo a ser conquistado, em parceria com a Universidade do Estado do Rio de Janeiro (UERJ), em que trabalho – através do trabalho dos alunos da graduação –, é recuperar a memória de outros quase-objetos, além das ervas, partilhados pelas pessoas e que alimentam as redes sociotécnicas que se estendem, assim como as ervas, do quintal de casa à indústria farmacêutica, passando pela biotecnologia, pelo Senado, pela economia, pela magia e por que não, por Deus? Mas este será só mais um projeto de extensão.

I – AS CULTURAS DA CIDADE

A pretensão de todo conceito é sintetizar um aspecto da realidade e traduzir de modo racional tensões peculiares a determinado espaço, tempo e condição humana. Contudo, o conceito de "cidade" é também símbolo complexo, já que revela tensões sem solução entre o código universalizante moderno e os diversos códigos locais.

A descrição de uma cidade que permite, em parte, a construção desse conceito é inútil, se se detém apenas nos sinais de sua geografia e arquitetura. Corre-se o risco de se falar de todas e de nenhuma: grandes edifícios, presídio, palácio do governo, casa da moeda, bordéis, praias, favelas, portos, escolas, universidades, mercados. A cidade não é feita disso, mas das relações entre seus diferentes espaços e a memória: dos que terminaram o ensino médio e ingressaram na universidade; dos que rezam por seus mortos depois das chacinas; dos que, diariamente, disputam cm^3 no trem para chegar ao emprego; dos sobreviventes de desabamentos e enchentes; dos fotógrafos que trocaram o analógico pelo digital; dos funcionários das empresas que usavam telex e, agora, a internet; dos governantes que tiveram o cenário de ação municipal ampliado para o mundial.

Algumas cidades se caracterizam por terem fronteiras que desapareceram: são cidades cujas descrições se confundem; são problemas socioculturais e econômicos que se repetem; são ações militares que ocorrem em espaços reais, sobrepostas por ações eletrônicas, guerras cibernéticas que desafiam as regras tradicionais de distância, tempo e velocidade.

A invasão de sistemas de informática de diversos países, que pode suspender operações financeiras, paralisar aeroportos, interromper telecomunicações e o fornecimento de energia ou água para milhões de pessoas, deve ser medida na velocidade de impulsos elétricos e não na velocidade de tanques ou jatos de guerra. Além disso, essa invasão pode ser realizada por qualquer um dos usuários da internet aficionado por descobrir senhas e interessados em obter o respeito de seus pares através de uma espécie de rito de iniciação da era tecnológica.

A invasão de sistemas de informática pode ser realizada também por neopiratas, navegantes do século XX que exploram espaços virtuais.

O processo iniciado com as grandes navegações forjou as condições para que o capitalismo, a ciência e, mais tarde, o iluminismo e a revolução industrial se configurassem como determinantes para a formação de uma sociedade mundial. A esse novo tipo de sociedade corresponde um modo peculiar de ver o mundo. Como conseqüência, as cidades foram se tornando cada vez mais semelhantes, não só em relação à sua racionalidade urbana, normas e regras de funcionamento, como também à sua arquitetura e aos problemas relativos às condições da existência humana e aos modos de solucioná-los.

A idéia de que a construção da cidade está vinculada a uma concepção de mundo está presente, por exemplo, no texto "A Cidade Iluminista". Neste, Rouanet[10] afirma a existência de princípios diretores que constituem uma "tradução" para o universo do urbanismo da idéia iluminista. Portanto, pode-se afirmar que há um modelo de cidade que corresponde a um modelo de sociedade e de cultura mundial. As diferentes cidades e sociedades reais se afastam ou se aproximam desse modelo em diferentes graus, mas conservam as tensões relativas ao processo de sua formação e desenvolvimento.

A descrição de uma cidade como o Rio de Janeiro deveria incluir todo o seu passado. Afinal, esta cidade foi a capital do Império e da República e, por isso, constituiu-se em um "laboratório" do processo civilizatório do país. Mas, como em qualquer grande cidade, o passado não precisa ser contado. Ele é percebido quando algo é reconhecido pelo que simboliza: a bala perdida anuncia a violência; a televisão, a negação do pensamento; as ruas de bancos, a especulação financeira; os trens apinhados mostram a ausência de uma política de transporte; o menino de rua, o descaso das autoridades; a universidade, a educação para poucos; a explosão de fogos de artifício revela a chegada das drogas...

É neste caldeirão de experiências que os viajantes redescobrem sua própria cidade, o que é seu diante do estranho-familiar, do presente-passado, da metrópole-província.

Trens, avenidas e passarelas são apenas o que são, mas percorrendo através deles o Rio de Janeiro, da zona sul à zona norte, é possível formar uma imagem na mente que contém, ao mesmo tempo, o passado, o presente e o futuro da cidade: um dentro do outro, no mesmo momento.

Assim, na barca dos anos 50 que atravessa a Baía de Guanabara, o executivo responde ao celular; no *shopping* típico de primeiro mundo, situado na Baixada Fluminense, a empregada doméstica compra um *jeans* Elle et Lui; no centro financeiro da cidade, o ambulante vende ervas medicinais e simpatias; na favela de Vigário Geral, os traficantes empunham metralhadoras de última geração; nos caixas eletrônicos de auto-atendimento dos bancos, idosos retiram com cartões magnéticos suas aposentadorias; na linha vermelha que leva ao aeroporto do Galeão, avista-se o Cristo Redentor abençoando casas miseráveis.

Em linha reta, da zona sul à zona norte, o viajante pode perceber o *dégradé* das formas de vestir e calçar; do perfume que está no ar; da nitidez da paisagem que paulatinamente se esconde no véu de fumaça das fábricas; da beleza e autoconfiança das pessoas; do código interno dos discursos secretos; dos desejos, medos e perguntas.

As diferenças e contrastes são tantos, que se poderia pensar num *dégradé* da língua, no qual as palavras vão, pouco a pouco, referindo-se a coisas diversas.

É exatamente nessas diferenças que se escondem as tensões entre o código universalizante moderno – a grande tradição do Ocidente – e diversos códigos culturais locais.

Essas tensões se repetem nas diferentes regiões e espaços da cidade. É como se cada parte da cidade estivesse dentro da outra e como se toda a cidade estivesse dentro de outra e assim sucessivamente. Como num jogo de espelhos, as tensões aparecem refletidas, ponto por ponto, mas nem sempre iguais e, às vezes, até mesmo, invertidas.

Portanto, a cidade pode ser tomada como um sistema, no qual cada parte possui os mesmos problemas do todo, nos diferentes aspectos já mencionados: violência, desemprego, crenças, preconceitos, constituição familiar, transporte, moradia, acesso à educação, problemas relativos à saúde, etc.

Assim, a pesquisa e a análise realizadas a partir de qualquer um desses espaços, regiões ou partes da cidade do Rio de Janeiro revelarão aspectos culturais, ambientais e sociais, dentre outros, não só dessa metrópole, como também de outras.

O bairro de Vigário Geral apresenta-se como uma dessas regiões, a partir da qual é possível pensar o Rio de Janeiro, os problemas de sua realidade social.

Limite entre os municípios de Rio de Janeiro e Caxias, a favela de Vigário Geral possui uma população que se liga ao restante do bairro e da cidade por uma única passarela, situada sobre os trilhos da RFFSA.

Através de um buraco aberto no muro que separa os trilhos da rede ferroviária das casas da favela de Vigário Geral, as mulheres e as crianças passam para o lado dos trilhos e plantam, nas suas margens, ervas medicinais.

O uso das ervas como remédio para males do corpo e da alma é uma prática bastante difundida na cidade do Rio de Janeiro, já que elas são amplamente comercializadas nas feiras livres de diferentes bairros do Rio e no Mercadão de Madureira, importante centro comercial da zona norte.

Essa prática serve como exemplo de algumas das grandes tensões entre o código universalizante moderno e culturas locais, já que revela contrastes, limites e diálogo entre a Medicina Popular e a Científica. Portanto, o estudo da cultura das ervas em Vigário Geral, nas feiras livres e no Mercadão apresenta-se como uma possibilidade de caracterização das culturas, das questões ambientais e relativas à saúde, típicas de uma metrópole como o do Rio de Janeiro.

Baseados em tradições diferentes, os dois tipos de conhecimento, a Medicina Científica e a Popular, refletem modos específicos de relação com a natureza e de entendimento da saúde. Além disso, o diálogo entre ambos revela falsas e antigas oposições, que merecem ser revistas, entre a fé e a razão, o mito e o método, a imaginação e a lógica.

Caracterizados por sistemas de idéias, concepções e práticas que aparentemente se opõem, esses dois modos de conhecer e lidar com a saúde guardam entre si profunda conexão. Contudo, não se trata de afirmar que as evidências obtidas com a pesquisa realizada durante esse trabalho desfazem os limites e as diferenças entre ambos.

Desde o começo, tanto a pesquisa bibliográfica quanto a de campo descortinavam uma realidade ao mesmo tempo opaca e infinita, na qual conceitos distintos, como, por exemplo, "popular" e "científico", pareceram menos claros, e interligados de modo especial, quando examinados sob a ótica dos cuidados com a saúde.

Alguns dos parâmetros mais usados para se tentar explicar relações entre saúde e medicação, saúde e natureza, sociedades urbanas e natureza, como, por exemplo, classe social, credo, origem ou inserção nos modos de produção e trabalho, foram insuficientes para deslindar essas relações no limite urbano. Certamente a complexidade sociocultural e o crescente processo de expansão de um lugar como o Rio colaboraram muito para a dificuldade no entendimento dessas relações.

É nesse sentido que os conceitos de transculturação, globalização e urbanidade, híbridos e redes sociotécnicas serão importantes para esse trabalho. Afinal, como explicar o fato de pessoas da classe popular dominarem certo conhecimento sobre o funcionamento e anatomia do corpo, que lhes garante parte de sua sobrevivência? Como essas pessoas inter-relacionam natureza com o funcionamento do corpo humano e a cura de várias doenças? E, ainda, por que o uso das ervas não se restringe àqueles que não podem ter acesso à Medicina Científica, sendo adotado por pessoas de todas as classes sociais e, mais do que isso, sendo fonte de pesquisa para a indústria farmacêutica? Diante dessas questões, parece simples responder por que especialistas em todo o mundo se dedicam a uma área do conhecimento denominada etnofarmacologia: o estudo da cultura das ervas. Essa área do conhecimento, à qual se dedicam biólogos, médicos e cientistas sociais, corresponde ao estudo sobre o uso das ervas: uso que guarda uma lógica própria tanto na indicação da erva e seu preparo quanto na finalidade e posologia.

Quinada ou em infusão, como chá ou banho, ungüento ou loção, as ervas são usadas como afrodisíacos, profiláticos, medicamentos, venenos ou antídotos. São usadas para o corpo, mas muitas vezes são usadas para problemas da alma.

Em ambos os casos, o uso pode relacionar-se às fases da lua, aos dias da semana, a um determinado santo, ao sexo ou à idade da pessoa.

São vários os atributos que as ervas recebem e os critérios que os classificam. Enfim, a esse universo cognitivo corresponde um intrincado conjunto de relações sociais e naturais de erveiros, benzedeiras, pais-de-santo, homens e mulheres, mães e filhos, populares, médicos, etnofarmacólogos, descendentes de populações indígena e negra com a saúde, com o corpo e a alma e com a natureza.

São diferentes culturas que, ao mesmo tempo, resistem, delimitam-se, complementam-se e interagem numa rede que liga Medicina Popular e Científica, sociedade e natureza, numa "cidade grande".

Uma visita ao Mercadão de Madureira pode revelar parte do cenário urbano onde ocorrem as misturas e confrontos entre essas diferentes culturas.

Faz calor e o movimento é intenso. Há muitas mercadorias em oferta de diferentes cores, cheiros e usos: artesanato, especiarias, flores, imagens de santos, carnes, doces, afrodisíacos, vestes, rendas, ervas. Vendem-se beleza e maldade, paz e poder, virtude e fortuna. Percorrem os corredores quentes e estreitos pessoas de todas as idades e localidades, origens e raças, ricas e pobres e prenhes de diferentes intenções. A maior delas e certamente comum a todas as pessoas é viver melhor. Buscam um bálsamo, uma cura, um prazer, a satisfação de uma necessidade.

A Terra gira em torno de seu eixo e esse lugar pode ser em Jerusalém ou Veneza, Joanesburgo ou Viena, Salvador ou Hong-Kong, Nova York ou Quito, Manágua ou Caruaru. Isso não importa nada. Não apenas não importa o lugar, como também não importa a época.

A Terra gira em torno do Sol e tanto faz se é para frente ou para trás, se o ponto de vista adotado for o da mistura, do paradoxo, da bricolagem que representam as culturas.

Como uma linha pontilhada que se torna cheia num desenho de criança, desde a Grécia, ou antes, idéias e sistemas se encontram através dos viajantes que fazem deles próprios e dos outros, estrangeiros. Estranhar, combinar e refazer é a lógica que aproxima a natureza da cultura.

Durante 4,5 bilhões de anos, desde que a Terra existe, mares e ventos chocam-se e trocam informações, produzindo o texto da vida em co-autoria. É claro que, no período das grandes navegações, a produção se intensifica bastante, quando os homens passam a atuar como enzimas, catalisadores de reações e recrudesce o encontro entre Oriente e Ocidente. Na bagagem do colonizador que retorna à casa estão as provas de seu feito: papagaio, índio, pedras, plantas, língua e o desejo ainda maior de conhecer, explorar, dominar e apropriar-se do outro.

Na bagagem do índio, há novos elementos para o canto, para as rezas, para explorar o espaço. Ambos recriam condições, realidade, modos de vida, artefatos e técnicas, como Ianni diz: "Essa história envolvendo praticamente todos os povos, tribos, nações, culturas e civilizações pode ser vista como a história de um imenso e longo experimento cultural, ou mais propriamente civilizatório. Um experimento compreendendo todas as esferas da vida social e do imaginário, envolvendo as formas de vida e trabalho, as línguas e as religiões, as ciências e as artes, a filosofia e os estilos de pensamento."[11]

Desse modo é possível afirmar que tribo, pólis, feudo ou cidade guardam entre si, apesar da diversidade, uma semelhança do ponto de vista da cultura: são como um "laboratório" onde se verifica a presença do gérmen do que hoje é designado como "cidade global".

Cidade entendida como produto e resumo de sociedades que se constituíram através de múltiplos encontros, pacíficos ou não, mas sempre caracterizados pela tensão provocada pelo estranhamento dos modos de ver o mundo, sentir e viver o cotidiano.

Se nada é o que parece ser, se a história parece assumir contornos que superam a ação humana, apesar desta ação poder modificar a história, se nesse sentido é possível aceitar a concepção de Adorno de que a Terra é uma nave que ejetou o piloto, e ainda, se o grande relato e o pequeno, isoladamente, não garantem ao sociólogo a inteligência tão cobiçada da realidade, então, o desafio não seria tentar compreender diálogos e conversas presentes no cotidiano da cidade para depois caminhar para um entendimento mais amplo da sociedade?

Não seria possível através da análise de pequenos problemas que ocorrem aqui ou lá desvendar significações mais diversas que constituem a realidade? Em síntese, o desafio não seria deslindar de situações específicas as universalidades que constituem aquela realidade? Não é exagero afirmar que, o problema da *intelligentsia* da realidade foi equacionado por Benjamim[12] e Simmel[13], por exemplo, ao considerarem a cidade como síntese da sociedade moderna.

Em outras palavras, as principais experiências da modernidade fundadas nas relações sociais capitalistas foram explicadas por eles através do "flâneur" e do "estrangeiro". Essas construções típico-ideias são constituídas por elementos que caracterizam a grande cidade ou metrópole: o alargamento das ruas e todas as obras de urbanização, a multidão de caminhantes solitários, a distância dos "modos de produção" da vida, o "dinheiro", a "racionalização", o "desencantamento do mundo", a "técnica", o "desenvolvimento" e o "progresso".

Ao mesmo tempo, monumentos arquitetônicos ou imaginários impedem o total "desenraizamento" e o completo sentimento de "desterritorialização"[14] vivenciado nas grandes cidades. Se não fosse assim, uma metrópole como o Rio de Janeiro não conseguiria manter de modo orgânico, sistêmico, a praia de Copacabana e Vigário Geral, o Mercadão de Madureira e o Barra Shopping, o Cristo Redentor e o que restou da Baía de Guanabara.

Todos esses monumentos são como elementos de um sistema que se mantém em funcionamento através de dois processos. Um, o processo detransculturação, é o que permite obter energia, fomento, insumos e liberar produtos, baseado nas relações que mantém com os outros sistemas –

cidade ou com o sistema-mundo, suas interfaces de troca, a capacidade de selecionar o que entra e o que sai, e heteronomia. O outro processo, o de resistência das culturas locais, diz respeito à manutenção de seu equilíbrio interno, integridade, autonomia, valores e códigos próprios, baseado nas relações entre os elementos que constituem esse mesmo sistema.

Esses dois processos que concorrem, um para as trocas intersistêmicas e outro para a manutenção do equilíbrio interno do sistema, revelam-se na vida cotidiana da cidade, em uma crescente expansão de seus limites e num aumento da complexidade do mundo sociocultural, ambos estreitamente relacionados, intensificando tensões e disparidades.

A crescente expansão do Rio – cidade sujeita a intenso fluxo de imigrantes ou instituições multinacionais, assim como a regras e normatizações alheias ao sistema-cidade, como, por exemplo, as ISO 9.000, ISO 14.000 e todas as normatizações que se referem aos programas de qualidade e gerência institucional, concernentes à globalização – interfere ou altera sua capacidade de selecionar. Em outras palavras, os valores próprios às culturas locais são permanentemente desafiados por aqueles com que se arma a nossa ideologia dominante, a cultura ocidental.

Assim, a crescente expansão da cidade se traduz, no cotidiano das pessoas, pela exarcebação do "individualismo"[15], pela competição interinstitucional, pelo tráfico de influência, de drogas, pelo desespero nas bolsas de valores, pela exploração desmedida da natureza, pela "guetificação" de setores da população.

O aumento infinito de elementos novos no cenário social e cultural desafia a capacidade de suportar um aumento igualmente infinito do grau de complexidade da realidade sociocultural da cidade. Essa complexidade ameaça a integridade, o equilíbrio interno, a autonomia do sistema-cidade. Neste caso, as tensões se traduzem no cotidiano pela violência urbana, física ou psicológica, pelas questões raciais e de gênero, pela falta de limites e respeito nas relações interpessoais, interinstitucionais, intra-sistêmicas.

Contudo, a naturalização dessas práticas – assumidas socialmente como normais, porque regulam o funcionamento do sistema-cidade, como mercado, sede da livre-iniciativa, da competição "sadia" da qual sobreviverão "os mais aptos" – pode determinar a deterioração do próprio sistema. Do ponto de vista da Biologia, pode-se dizer que, a exemplo do que ocorre num organismo vivo, o desequilíbrio entre seus sistemas, nervoso, digestivo, endócrino, etc., inviabiliza esse mesmo organismo.

A internalização de regras e normas exógenas impostas pela globalização, entendida aqui como processo civilizatório que garante a sobrevida do sistema que a incorpora, por outro lado pode ser a causa da sua própria morte.

É por isso que o conceito de "desterritorialização" capta tão bem o panorama urbano no qual se misturam o arcaico e o novo, o grupo homogêneo e o marginal, a multidão e o navegador da internet, o gueto e o *shopping*, os cristãos e o salvador profissional. Há o acirramento de um sentimento estranho sobre o lugar onde se está. É como estar em lugar nenhum, pois desaparecem as referências relativas à própria história da vida e, ao mesmo tempo, estar em qualquer outro, já que as marcas da "urbanidade" são as mesmas em todos os lugares. São os ambulantes que pululam os sinais e as lojas vazias, são as enchentes e os engarrafamentos, os Mac Donald's e a fome, a violência no trânsito e o spa para meditação, a militância e os adolescentes niilistas, a praia e o "arrastão". Assim, o conceito de desterritorialização atrai como ímã o conceito de desenraizamento, como se a história de cada um perdesse a possibilidade do pretérito.

Um dos registros desse sentimento pode ser encontrado na literatura. Lima Barreto[16], em *Vida e Morte de M. J. Gonzaga de Sá*, criou uma personagem que o narrador defendia como o "passeador", uma espécie de "flâneur" dos trópicos, que se defronta com a dor de não encontrar de pé uma construção que era viva em sua memória.

Assim, o pretérito subjaz na consciência como um sonho que não tem chance de se tornar realidade, tamanha a velocidade com que o cenário se transforma. Na areia da praia, há a "dança" das cadeiras para escapar da sombra itinerante dos grandes edifícios. No mar, a vegetação, que não sabe dançar, fica à sombra das manchas de óleo e acaba por sucumbir. O cheiro, a cor, as diferentes formas de vida transmutaram em novas, sem registro na memória e na história, como emblemas da "urbanidade".

Ao referir-se ao fenômeno urbano contemporâneo e, em particular, à transitoriedade das cidades, Lévi-Strauss[17], em *Tristes Tópicos*, afirma que "as cidades da América não têm tempo de se tornar antigas".

A praça dos romances, músicas e pinturas foi substituída pelo *shoppping*, mas sem a arte do encontro, da troca, da prosa, da vida. Afinal, deixou de ser público, e o que tem dono, tem gerência, normas e preço, como nos diz Giulio Argan[18]: "Como espaço da vida comunitária, o espaço urbano é, sem dúvida, um bem público, cuja privatização é tão repugnante, no plano moral, quanto a privatização do ar que respiramos. Todavia, o espaço urbano em geral é privado e objeto de especulação."

Todo espaço urbano tende a tornar-se, por um lado, homogêneo, uniforme e, por outro, diverso, plural. Torna-se unidade funcional da urbanidade – expressão da tensão entre racionalidade urbana, herdeira da "Grande Tradição Ocidental", e os diferentes modos de vida e trabalho próprio aos diversos grupos culturais que dividem o espaço da cidade –, parte que contém o todo, como num holograma.

Em síntese, a exemplo do que ocorre nos ecossistemas, a tendência à entropia, desorganização e ao caos se contrapõe ao processo de manutenção da vida do ecossistema como um todo, que atua num sentido inverso. Há uma busca no sentido de se alcançar a expressão mais simples da vida, para reiniciar o ciclo. E isso ocorre mesmo nos subecossistemas, partes que repetem o todo, como a água da chuva retida numa bromélia, uma lagoa ou um deserto.

Assim, não é exagero afirmar que Vigário Geral, o Posto 6 ou o Mercadão de Madureira são subsistemas sociais urbanos nos quais há sinais de resistência dos códigos e valores locais, próprios aos grupos culturais, a despeito e no contexto das condições materiais de existência e das representações contidas na memória e no esquecimento.

Uma das pistas que merece ser seguida para a compreensão dessa idéia é a maneira pela qual a saúde é entendida e cuidada. Esse entendimento e cuidados implica a existência de uma cultura – a cultura das ervas. Implica, ainda, o confronto e a mistura de dois tipos de conhecimento: a Medicina Popular e a Científica. Através da existência e manutenção de práticas de cura tradicionais com ervas, quase marginais e prenhes de religiosidade, Medicina Popular e Científica tornam-se desafio permanente uma para a outra, independentemente da região da cidade tomada para realizar a pesquisa, seja ela Vigário Geral, o Mercadão de Madureira ou as feiras livres de diferentes bairros.

A primeira pista etnográfica, seguida tempos depois, foi identificada em Vigário Geral, na ocasião da realização do projeto citado na introdução, quando debatíamos com os participantes algumas questões sobre saneamento básico e problemas de saúde decorrentes da ingestão de água contaminada, como, por exemplo, a desinteria. Foi quando um dos participantes descreveu como a sua avó fazia para curá-los, citando o chá da folha de goiabeira e descrevendo uma reza *"porque nem sempre só o chá resolve. Vai depender, porque o problema pode ser do corpo, mas pode ser espiritual também"*. Quando insisti, dizendo que a diarréia pode matar e que seria adequado procurar auxílio de um médico, ele respondeu que *"realmente pode matar porque o médico não entende as ervas e não aceita a reza"*.

O ponto de discordância sobre o modo de explicar a doença e a cura era também um ponto de articulação entre as duas culturas: popular e científica. Não "entender as ervas" e "não aceitar a reza" eram sinais da existência de um campo semântico prenhe de significação, mas totalmente ininteligível e inacessível para mim, àquela ocasião.

Ao ingressar no Doutorado, identifiquei na avó daquele participante do projeto de extensão, em Vigário, uma preciosa fonte do repertório local sobre as ervas. Pedi que me mostrasse suas plantas, o que foi fundamental para poder começar a identificar alguns conceitos próprios à sabedoria popular sobre as ervas e conversar com moradores de outros bairros, nas feiras livres e com os erveiros do Mercadão de Madureira.

Embora não tenha limitado minhas conversas ao espaço físico de Vigário Geral, considero importante contar algumas das observações que colecionei sobre este lugar.

A região onde Vigário Geral está situada era, há muitos anos, uma área rural dividida em sítios e fazendas. A partir de 1886, com a chegada da Estrada de Ferro Leopoldina à região, ferroviários começaram a construir seus barracos de madeira no terreno pantanoso, junto à Baía de Guanabara, que começou, então, a ser ocupado. Com a intensificação do êxodo rural, na década de 1940, muitos nordestinos, fluminenses do norte do Estado do Rio e mineiros deslocaram-se para o local, aumentando enormemente a população. Nesta ocasião, denominaram o bairro de "Parque Proletário de Vigário Geral", como aparece num letreiro à entrada da favela, até hoje, identificando claramente sua composição social.

Os terrenos situados às margens da Baía de Guanabara foram doados aos pobres pela família Bulhões, que empresta seu nome a uma das principais ruas: Rua Bulhões Marcial. Hoje, com mais de 6.000 habitantes, a favela está dividida em localidades denominadas: Inferninho, Brasília, Campinho, São Jorge, Vila Nova, Valão, Malvina e Larguinho, que guardam diferenças socioeconômicas entre seus moradores. Quanto mais próxima do braço do mar a localidade está situada, mais miserável é sua população.

Dotada de uma vida comunitária intensa, marcada pelas fortes relações de vizinhança e solidariedade, Vigário é reduto de tradições populares como festas juninas e folia de reis. Alguns moradores antigos lembram-se do tempo em que havia projeção de filmes nas ruas.

Em meados da década de 1980, torna-se palco de disputas entre quadrilhas de narcotraficantes, o que provoca mudanças no cotidiano dos moradores, diminuindo as manifestações públicas da cultura local.

Desprovida de qualquer atenção dos governos municipais e estaduais que se sucederam ano após ano, Vigário permanece, desde aquela época, sem pavimentação, saneamento básico, creches, praças, vias de acesso, posto de saúde. Possui iluminação precária, coleta de lixo irregular e áreas de lazer resumidas a campos de futebol. O governo municipal iniciou o Programa Favela-Bairro, coordenado pela Secretaria Municipal de Habitação, que não teve continuidade, até o momento.

Situada à margem direita do rio São João de Meriti, a reserva natural de Vigário – um Manguezal – sofreu o impacto ambiental provocado pelos processos de envenenamento pelos quais passou o rio, estando, portanto, em franco declínio. Conseqüentemente, a economia informal sustentada na pesca desapareceu.

Os manguezais são normalmente habitados por uma rica fauna estuarina, pois o tipo de raiz característica dessa vegetação possibilita proteção para a desova. Animais provenientes de outros ecossistemas vêm buscar no manguezal alimentação, refúgio e reprodução, o que justifica sua designação como "berço da vida". Contudo, como os manguezais têm grande capacidade de regeneração ecogenética, dada a facilidade com que suas espécies aceitam as operações de transplante, a economia informal sustentada na pesca ali outrora existente poderia voltar a existir, caso fossem tomadas medidas ambientais.

A flora característica do manguezal, embora pouco diversificada, é manancial de espécies usadas em tratamento de saúde por parte dos moradores.

Marginalizada pelo poder público, a população que vive em Vigário assistiu ao crescimento da violência e resistiu ao processo de "guetificação" através de duas estratégias. A primeira, foi a aceitação da ajuda dos traficantes de drogas, que distribuíam cestas básicas e bens, drenaram ruas, promoveram festas, ofereceram empregos no movimento das drogas e, até certo ponto, deram segurança para as famílias. Essa estratégia é a que estabelece a interface de troca do sistema-Vigário com outros sistemas: o sistema-cidade, estado, país e o sistema-mundo, garantindo a circulação de insumos e produtos, pessoas e políticas. Trata-se de um exemplo concreto de capacidade de selecionar o que entra e o que sai e a heteronomia, citadas anteriormente.

A segunda foi a cultura local, a existência de formas de sociabilidade que derivam das origens e tradições dos habitantes de Vigário Geral, da religiosidade e da sabedoria que os moradores detêm sobre as relações entre o homem e a natureza. Trata-se de um conjunto de códigos, valores e entendimento sobre si mesmo, sobre família, sobre trabalho, etc. que tem, na cultura das ervas, uma de suas formas de expressão.

A cultura sobre as ervas vem servindo de suporte para os cuidados relativos à saúde. Essa estratégia tem contribuído para a manutenção do equilíbrio interno e integridade de Vigário Geral, exemplificando o que foi dito sobre a autonomia do sistema.

A exemplo do que ocorre com o sistema-cidade, aqui também a crescente expansão e a complexidade sociocultural põem em risco tanto a autonomia quanto a heteronomia do sistema-Vigário. Em alguns momentos da minha história em Vigário Geral, não foi possível passar pela passarela e entrar na favela, devido à grande tensão entre o poder local, personificado pelas pessoas que integram o tráfico, e o poder do Estado, através das polícias civil e militar. Combates e embates se sucederam como expressão do fortalecimento deste tipo de comércio em todo o mundo. Portanto, aquilo que de certo modo mantém a população de Vigário acaba por colocar em risco sua sobrevivência.

Do mesmo modo, a cultura local, pouco a pouco, recebeu e recebe elementos novos, sobretudo com a expansão dos movimentos sociais, internacionais e nacionais como o dos Médicos sem Fronteira, Cruz Vermelha e AfroReggae, por exemplo.

A organização da Casa da Paz, que nasceu em resposta ao assassinato de 21 trabalhadores que moravam em Vigário, além de projetá-la para além de seus limites, motivou a entrada dessas e de outras organizações não-governamentais (ONGs).

A população de Vigário recebeu as ONGs com um sentimento misto de esperança e medo, confiança e rejeição, entrega e suspeita.

Personagens locais assumiram liderança e projeção internacional: um artista passou a expor seus trabalhos na Espanha, um sociólogo saiu do anonimato e tornou-se o gestor de projetos sociais, uma órfã da chacina ganhou um emprego em uma ONG na Suíça.

Aqueles que permaneceram em Vigário Geral sentiram-se cada vez mais frágeis, sujeitos a invasões de toda ordem e, ao mesmo tempo, cada vez mais indignados e decididos a aumentar sua capacidade de organização.

São normalistas, empregadas domésticas, trabalhadores da construção civil, professores, manicures, comerciantes, donas de casa, mães-de-santo, enfermeiros, ambulantes, flanelinhas, digitadores, balconistas e motoristas. São também desempregados, analfabetos, viciados, traficantes, assaltantes e pivetes que circulam na cidade e retornam a Vigário, diariamente.

Os elementos da cultura local referentes à cultura das ervas não escapam às tensões pertinentes a este panorama urbano. Se, por um lado, há moradores que cederam às facilidades concedidas pela Medicina exercida pelos "Médicos sem Fronteiras", por outro há os que rejeitam esse conhecimento. É uma forma de resistência que guarda profunda desconfiança desse conhecimento e das pessoas que o possuem. Mesmo aqueles que aceitam a Medicina Científica recorrem, em 100% dos casos, aos chás, rezas e simpatias, simultaneamente.

Essa é uma parte da cidade, da cultura da metrópole e da cultura das ervas. Como parte do sistema-cidade, Vigário Geral contém os mesmos problemas que os demais bairros possuem, tanto em relação ao desemprego e à violência quanto à saúde e às questões ambientais.

II – A CULTURA DAS ERVAS

Para entrar em Vigário Geral pela primeira vez, foi preciso ser apresentada a alguns moradores por um ex-aluno da universidade. Ele esperou por mim em Madureira, para que pegássemos o ônibus para esse distante bairro do Rio.

Vigário presenciou uma chacina de 21 trabalhadores em 1994 e, até os dias de hoje, vive numa guerra surda entre policiais e traficantes, que acaba atingindo a população local. Quem mora nessa região participa desta guerra sem tomar partido. Não ouvem, não vêem, não falam, o que faz parte do conjunto de normas e regras[19] presente em seu cotidiano.

Para se entrar em Vigário Geral, é preciso atravessar uma passarela sobre os trilhos da Rede Ferroviária Federal. É a única passagem para quem está a pé. É possível entrar de carro, por Parada de Lucas, o bairro anterior, para quem vai na direção de Caxias, um município contíguo ao Rio. Essa entrada é ainda menos segura, dada a animosidade entre os grupos que comercializam drogas.

É possível, ainda, chegar de barco, pois o outro limite do bairro é a Baía de Guanabara, na qual deságua o rio Meriti, que separa Vigário do município de Caxias.

Tendo seu espaço geográfico demarcado dessa forma peculiar e exigindo "passaporte" para entrar, Vigário Geral é um lugar[20] que pode ser considerado como possuidor de uma certa identidade cultural.

Quando vão trabalhar, visitar parentes, estudar ou realizar qualquer atividade em outro ponto da cidade, seus moradores usam, com freqüência, a expressão "vou lá fora". Por algumas vezes, percebi em nossas conversas a referência ao sentimento de pertencer a um "lugar" separado dos outros, que aparecia em afirmativas como: *"Pode vir domingo, vou estar aqui dentro"*. Em Vigário existem padarias, botequins, igrejas de diferentes credos, escola, farmácias, mercadinhos, salões de beleza, espaço cultural e de lazer, associação de moradores e atendimento médico, tal como em outros bairros do

Rio, em sua maioria dotados da mesma precariedade. Portanto, a existência da noção de "dentro-fora", assim como de outras, tem sua gênese numa realidade subjetiva construída no processo de formação da identidade do grupo de moradores de Vigário nas situações sociais do seu dia-a-dia[21].

Tendo como base o conhecimento construído sobre sua realidade, intermediado pela noção de "dentro-fora", por exemplo, definem-se muitas ações, valores, condutas, atividades, escolhas, posicionamentos, decisões, enfim, muitas práticas e símbolos presentes na vida cotidiana dessa comunidade. Em outras palavras, há situações e processos sociais típicos de quem vive em Vigário, como em outros bairros do Rio, que fazem com que certo tipo de conhecimento chegue a ser considerado por seus moradores como a própria realidade[22].

Um dos conjuntos de processos ou situações sociais vividos pelos moradores entrevistados na cidade em feiras livres, no Mercadão de Madureira ou em Vigário está relacionado à manutenção da saúde.

É freqüente e comum para os entrevistados a utilização de uma série de práticas de cura baseadas em um tipo de conhecimento herdado de gerações anteriores e que passam a fazer parte da realidade das crianças, jovens, adultos e anciãos da cidade. São chás, xaropes, temperos, poções, banhos, infusões, ungüentos, defumadores de ervas preparadas e utilizadas – em alguns casos, principalmente em Vigário, desde o plantio – segundo regras e critérios especiais.

Trata-se de um corpo de conhecimento legitimado socialmente, ao qual corresponde uma visão de mundo – um dos elementos da identidade de um grupo cultural – integrando o conjunto de culturas da cidade do Rio de Janeiro. É um conhecimento que colabora para tecer significados que constituem parte do universo simbólico compartilhado pelos moradores entrevistados na cidade e que os transforma num grupo cultural.

Contudo, alguns problemas de saúde exigem mais do que o corpo de conhecimento sobre as ervas ao qual todos os entrevistados têm acesso. Segundo eles, algumas vezes, para efetivar a cura, *"tem que levá pra rezá"*, isto é, participar de rituais conduzidos por benzedeiras ou pais-de-santo que possuem legitimidade social. Isso significa dizer que esse corpo de conhecimento exige, para algumas situações, certo tipo de especialização que define papéis, sempre executados, no caso de Vigário, por mulheres sexagenárias cuja conduta religiosa é reconhecida pelos demais moradores.

O conhecimento das regras e critérios especiais para plantio, colheita, preparo e utilização das ervas, identificadas para cada tipo de problema de saúde, implica a existência de um modo específico de pensar não apenas a saúde, mas de viver e de estabelecer relação com a natureza, a magia, Deus e a sociedade. Esses conjuntos de relações, característicos da cultura das ervas, revelam as condições de existência e valores compartilhados pelos moradores da cidade.

A análise dessas condições e valores pode clarear uma das maneiras como a cultura das ervas é articulada e fundida à cultura dominante, na qual os moradores da cidade estão imersos, auxiliando a interpretar uma forma de viver, uma visão de mundo.

Se, por um lado, as práticas de cura com ervas são subestimadas – expressão de uma forma de preconceito em relação ao saber popular tido como senso comum –, por outro, a presença de artigos e reportagens sobre essas práticas nos principais jornais diários da cidade revela sua importância para a saúde, centros de pesquisa e indústria farmacêutica. O destaque dado pela mídia em geral ao tema das plantas medicinais, sobretudo depois da Eco-92, torna a cultura das ervas uma parte não apenas do saber popular, como também do saber científico.

Mais do que isso, o discurso sobre a defesa da diversidade biológica, a atenção dispensada a casos de biopirataria envolvendo plantas da Amazônia e indústrias farmacêuticas estrangeiras, e o advento da biotecnologia reuniram políticos, industriais e cientistas aos índios, negros e descendentes, sujeitos da produção de um conhecimento há muito por eles utilizado.

A explicitação dessa trama, existente há séculos, que reúne sociedades, ciências, naturezas e culturas por meio da cultura das ervas – respaldo da Medicina Popular praticada em diversos pontos da cidade – indicou o referencial teórico construído por Latour como um instrumento para a sua interpretação. Afinal, como explicar, do ponto de vista da epistemologia, a existência de uma produção científica que depende da sabedoria popular, se a sociedade e a cultura estão fora do seu ângulo de visão?

Para Latour[23], essa tarefa pode ser executada pelas ciências sociais, desde que sejam reelaboradas e a elas incorporada a "noção-chave" de "simetria" de Bloor, para quem os erros e acertos presentes no desenvolvimento da ciência devem ser tratados dando-lhes o mesmo valor.

Sobre a noção de simetria, Latour diz: "Fazer sociologia para compreender porque os franceses acreditam na astrologia, mas não para compreender porque eles acreditam na astronomia, isso é assimétrico. Fazer sociologia para entender o medo que os franceses têm do átomo, mas não fazê-la para a descoberta do átomo pelos físicos nucleares, isso é assimétrico. Ou bem é possível fazer uma antropologia do verdadeiro, assim como do falso, do científico, como do pré-científico, do central, como do periférico, do presente, como do passado, ou então é absolutamente inútil dedicar-se à antropologia, que nunca passaria de um meio perverso de desprezar os vencidos, dando a impressão de respeitá-los, como o mui ilustre *O Pensamento Selvagem*, de Lévi-Strauss (1962)." E acrescenta: "Cumpre apenas estender ainda mais a noção de simetria desenvolvida por Bloor: cumpre não somente tratar nos mesmos termos os vencedores e vencidos da história das ciências, mas também tratar igualmente e nos mesmos termos a natureza e a sociedade."

Ao criticar Lévi-Strauss, Latour não considerou "simétrico" o tratamento dado por ele à natureza e à sociedade.

Em *Estruturalismo e Ecologia*, Lévi-Strauss defende com clareza, com base no princípio do estruturalismo e utilizando exemplos do modo como os órgãos dos sentidos reconstroem "internamente" a realidade "externa", a noção de que o entendimento que temos da natureza advém do fato de o cérebro humano "funcionar" de modo semelhante a ela, já que dela é parte. Nas palavras de Lévi-Strauss[24]: "Reconhecer que o espírito não pode compreender o mundo senão porque é um produto e uma parte desse mundo, não é pecar por mentalismo ou por idealismo. É verificar um pouco mais, todos os dias, que ao tentar conhecer o mundo, o espírito realiza operações que não diferem em natureza daquelas que se desenvolvem no mundo desde a noite dos tempos."

Esta noção de Lévi-Strauss contém e explica em que sentido a primeira, criticada por Latour, sobre a aproximação entre o pensamento selvagem e o científico não é uma tentativa que faz para tentar "dar a impressão de respeitá-lo". Ao contrário, ela é premissa à sua concepção de ciência e parte de seu projeto teórico para explicar a relação de continuidade que ele acredita existir entre sociedade e natureza, em toda e qualquer sociedade, cada uma à sua maneira.

Ambos reconhecem o surgimento da ciência moderna como um evento gerador de um modo novo de mobilizar a natureza, que determina a construção de uma nova concepção sobre ela, apartada do homem, da sociedade. No entanto, cada qual a seu modo defende que essa tentativa de separação é ilusória.

O acesso às coisas "como elas realmente são", por meio do conhecimento científico, garantiu à sociedade moderna o sentimento de que era possível separar a natureza da sociedade – uma natureza única, exterior e universal. Separando os humanos de um lado e os não-humanos de outro – separação designada por Latour como "Primeira Grande Divisão Interna" –, a sociedade moderna estabeleceu, como conseqüência, a "Segunda Grande Divisão Externa", isto é, a separação entre ela e todas as outras que, do seu ponto de vista, misturam a natureza à cultura.

Latour persegue a noção de "simetria" como chave para a compreensão de nossa própria sociedade, valendo-se de três argumentos: verdades e erros devem ser considerados nos mesmos termos; a produção de humanos e não-humanos deve ser estudada ao mesmo tempo; finalmente, "terrenos tradicionais e novos" devem ser examinados "suspendendo-se toda e qualquer afirmação a respeito daquilo que distinguiria os ocidentais dos Outros".

Ao considerar as duas grandes divisões como uma definição particular do nosso mundo e de suas relações com os outros, não acreditando nem na distinção radical entre humanos e não-humanos, nem na superposição total da natureza e da cultura, conhecimento e sociedade, nas "outras" culturas, Latour[25] pretende eliminar o choque dos outros, ao qual qualifica de "artificial", radicalizando seus argumentos, quando diz: "Como alguém pode ser persa? Como é possível que alguém não veja uma diferença radical entre a natureza universal e a cultura relativa? Mas a própria noção de cultura é um artefato criado por nosso afastamento da natureza. Ora, não existem nem culturas – diferentes ou universais – nem uma natureza universal. Existem apenas naturezas – culturas, as quais constituem a única base possível para comparações."

Ser "simétrico", para Latour, significa, em resumo, considerar as culturas nos mesmos termos e estudar os objetos como "coletivos", "quase-objetos", "híbridos" de natureza e cultura, humanos e não-humanos, observando que o que pode variar é a dimensão da mobilização. Sobre isso, Latour[26] diz: "Alguns mobilizam, para construir seus coletivos, ancestrais, leões, estrelas fixas e o sangue coagulado dos sacrifícios; para construir os nossos, nós mobilizamos a genética, a zoologia, a cosmologia e a hematologia", e conclui: "Todas as naturezas-culturas são similares por construírem ao mesmo tempo os seres humanos, divinos e não-humanos. Do relativismo cultural, passamos ao relativismo "natural". O primeiro levava a diversos absurdos, o segundo irá permitir que reencontremos o senso comum."

Ao pretender apropriar-me de instrumentos da antropologia e da sociologia para compreender possíveis ressonâncias existentes entre sabedoria popular e conhecimento científico, a cultura das ervas delineou-se terreno fértil para a investigação, aliás desde os tempos do projeto de extensão. Afinal, a questão da natureza como algo externo não está aí presente ainda e, assim, os signos e as coisas parecem confundir-se como no pensamento selvagem, o que poderia ser considerado "exótico", tratando-se de uma cultura partilhada por moradores de uma "cidade grande" como o Rio de Janeiro. Contudo, ao adotar o ponto de vista de Latour, percebi que minha postura não era "simétrica" e que eu não estava fazendo outra coisa senão reproduzir, dentro das ciências sociais, o que as ciências da natureza haviam me ensinado tão bem a fazer, isto é, assumir as duas grandes divisões de que fala Latour. Foi então que precisei lançar mão de mais uma das noções apresentadas por Latour, complementar à noção de quase-objetos, híbridos de natureza e cultura: a noção de "rede sociotécnica".

Para Latour[27], as redes correspondem a um "conjunto de práticas que cria, por tradução, misturas entre gêneros de seres completamente novos, híbridos de natureza e cultura" e que, ao lado de outro conjunto de práticas designado como crítica, que "cria, por purificação, duas zonas ontológicas distintas – a dos humanos e a dos não-humanos" –, dão significado à palavra "moderno".

De acordo com um dos exemplos utilizados por Latour para falar dos híbridos criados no trabalho de tradução – o buraco na camada de ozônio –, a rede conectaria a química da alta atmosfera, as estratégias científicas e industriais, as preocupações dos chefes de Estado, as angústias dos ecologistas, a população que passa a usar protetor solar, a população que não pode usá-lo.

Na cultura das ervas, a rede vai conectar comunidades locais, axé, povos indígenas, negros, cientistas, princípio ativo, donos de indústrias farmacêuticas, fitofármacos, políticos, transgênicos e biotecnólogos, todos híbridos de natureza e cultura.

Desse modo conectadas, tradição, modernidade, natureza e cultura podem revelar uma dimensão da relação entre saber popular e científico que diminua a distância, pretendida pela ciência, entre pré-modernos e modernos, contribuindo para futuras pesquisas etnográficas de "naturezas-culturas" urbanas.

A razão, que separou os domínios, não cessa de mostrar que eles estão juntos. Nas palavras de Latour[28], "quanto mais nos proibimos de pensar os híbridos, mais seu cruzamento se torna possível", ao contrário dos pré-modernos que, "ao se dedicar a pensar os híbridos, não permitiram sua proliferação".

O ato de manter a convicção na separação dos domínios que propicia a amplitude do processo de criação de híbridos é um paradoxo, cuja solução, proposta por Latour, está na possibilidade de considerar que "jamais fomos modernos" e, assim, proceder à pesquisa de nossas culturas considerando-as "naturezas-culturas", aderindo à noção de transculturação explicitada no capítulo anterior.

O que quero dizer é que atentar para o processo de transculturação – que, a despeito de tantas diferenças da língua falada e escrita, de concepções sobre o "indivíduo", a "natureza", a "sociedade", favorece o aparecimento de novos valores, sociabilidade, modos de vida, trabalho e visões de mundo – implica a idéia de que as culturas que se combinam têm uma condição em comum: a construção dos coletivos, híbridos de natureza e cultura, humanos e não-humanos, sociais e naturais simultaneamente. Nas palavras de Latour[29]: "Os modernos de fato diferem dos pré-modernos porque se recusam a pensar os quase-objetos como tais. Os híbridos representam para eles o horror que deve ser evitado a qualquer custo através de uma purificação incessante e maníaca. Por si mesma, essa diferença importaria muito pouco, uma vez que não seria suficiente para separar os modernos dos outros." Para proceder ao estudo empírico sobre a rede sociotécnica que conecta as ervas aos transgênicos, passo agora a apresentar os principais elementos que compõem o sistema cultural das ervas, bem entendido, de acordo com o referencial teórico, não como um subsistema ou subcultura de uma outra cultura – científica – pretensamente proprietária de uma natureza universal, mas tomando ambas como "naturezas-culturas". A diferença entre elas, segundo Latour[30]: "É a extensão da espiral, a amplitude dos envolvimentos que irá suscitar, a distância cada vez maior onde irá recrutar esses seres que caracterizam as ciências modernas e não algum corte epistemológico que romperia de uma vez por todas com seu passado pré-científico. Os saberes e os poderes modernos não são diferentes porque escapam à tirania do social, mas porque acrescentam muito mais híbridos a fim de recompor o laço social e de aumentar ainda mais a sua escala."

Assim, neste capítulo e nos que o sucedem, tentarei exemplificar com a cultura das ervas a "extensão da espiral", a "amplitude dos envolvimentos", "a distância cada vez maior onde são recrutados os seres" que, enfim, compõem a "rede sociotécnica" que liga as ervas nas suas diferentes dimensões: o "axé" dos pais-de-santo, a "química" dos erveiros, o "princípio ativo" dos químicos e os "transgênicos" de biotecnólogos, envolvendo as indústrias farmacêuticas, o Senado, centros de pesquisa, feiras livres, aldeias indígenas e terreiros de candomblé. As constantes observações feitas nas feiras livres, no Mercadão de Madureira e, principalmente, em Vigário permitiram a construção de um cenário onde se mesclavam diferenças que pareciam potencializar a distância que eu sentia haver entre nós, relativas às condições da vida material e ao tipo de conhecimento e visão sobre a natureza.

Foi nesse contexto que a expressão *"se nós fôsse dependê de médico..."* ganhou significado durante a pesquisa, confundindo-me, a princípio, sobre o grau de determinação que a condição material de vida exerce sobre as condições em que se fundamentavam os processos de conhecimento sobre a natureza e outros processos, enfim, de construção da cultura.

No entanto, algumas afirmações como *"conheço tudo que é erva que tem nesse mato"*, proferida com orgulho por um morador de Vigário, apontando para o manguezal, ou *"toda erva é boa, a gente é que ainda não se meteu a vê pra quê"*, de uma erveira do Mercadão, levaram-me a perceber que não era a necessidade – a falta de condições financeiras para comprar remédio em farmácias – que determinava o uso das ervas. Havia um talento para conhecer, uma herança de uma tradição cultural que remontava a outras épocas e gerações que não pareciam ter na necessidade uma condição para o conhecimento.

Havia sim, nesse modo de conhecer, outro tipo de determinismo que, com o passar do tempo e a diminuição de uma certa desconfiança, se revelou importante. Tratava-se do estabelecimento de uma relação entre o mal identificado e o tipo de erva adequada à cura, conforme uma moradora de Vigário diz: *"Hoje mesmo, meu neto amanheceu com febre e dei um chazinho de alfavaca."* Inevitável foi descobrir, aos poucos, tanto em Vigário quanto nos outros espaços onde realizava as entrevistas, que outras ervas, além da alfavaca, poderiam ser usadas para abaixar a febre.

Além disso, algumas não são usadas apenas como chás, mas também em banhos.

Alguns banhos são tomados *"só do pescoço para baixo"* e em determinada *"hora do dia"*, *"dias da semana"*, ou de acordo com *"a lua"*.

A escolha e o preparo da erva, ou da mistura de ervas, variam com o sexo e a faixa etária do doente, além dos sintomas e das possíveis causas. Uma dor na barriga, por exemplo, pode ser socorrida por um chá de arueira, no caso de ser *"uma mulher"*, ou broto de goiabeira ou erva-doce, *"se for uma criança"*. Quando o mal-estar parece indefinido, apresentando-se sinais de *"desânimo com a vida, tristeza, desencontro"*, os adultos tomam um banho de *"colônia"* ou de *"levante"*, sendo que os *"homens"* bebem também uma dose de *"garrafada"* e as *"crianças"* tomam banho de *"pétalas de rosa branca"*.

Assim, como nem todo o mal identificado é do corpo, também tomam banho de louro *"para tirar olho grande"* ou *"para falta de dinheiro"*. Neste caso, uma erveira diz: *"O banho é de corpo inteiro, da cabeça para baixo, como se fosse banho de sal grosso"*.

Quando o mal é provocado pela falta de dinheiro, usa-se também o *"defumador feito com café, açúcar e folhas de canela, feito de fora para dentro da casa"*, precedido de um *"defumador de confrei, feito de dentro para fora de casa, para descarregar o ambiente"*, diz uma entrevistada numa feira da zona norte da cidade.

Alguns procedimentos de cuidado com a saúde e com a vida são profiláticos, como a mastigação e ingestão de um dente de alho por dia, *"para ter saúde sempre"* ou do banho feito com amor-agarradinho às sextas-feiras, *"para não perder o grande amor"*.

Outros procedimentos são realizados em situações-limite, *"quando o médico desenganou"*. Dentre esses, encontra-se, por exemplo, o seguinte depoimento: *"Minha avó entendia tudo e eu aprendi com ela. Uma vez salvei minha sobrinha recém-nascida, desenganada com problema no umbigo, acho que era tétano. Pedi para cuidar, depois que o médico disse que nada mais se podia fazer. Fiz o que via vovó fazendo: amornei azeite com hortelã e fumo de rolo. Botava uma compressinha no umbiguinho. Hoje é uma linda menina. De outra vez salvei a minha cachorra, desenganada pelo veterinário. Ela era a paixão dos meus filhos. Dei, em doses pequenas, várias vezes, suco de couve, batida no liquidificador, alternado com suco de cenoura. A couve é anti-hemorrágica e a cenoura, vitamina. Ela estava se esvaindo em sangue. Tinha hemorragia. Salvei."*

Outro depoimento que questiona o saber científico é o de uma senhora que comprava ervas no Mercadão, a quem o médico deu três meses de vida: *"Há 43 anos, minha filha, o médico teve que tirar um dos meus rins, numa cirurgia muito delicada. Depois que saí do hospital, um dia olhei pro céu e conversei com Deus sobre o que ia fazer. Dali em diante, decidi me tratar com ervas. Estou viva, e o médico que falou aquilo já morreu. Sou do Sul do Brasil, lá eu conhecia tudo. Aqui não conheço tanto, porque os nomes variam um pouco. Meu pai, que morreu com 106 anos, usava as ervas. Me trato com erva há muito tempo, com muita fé."*

Outro tipo de situação-limite, diferente das anteriores, por não se tratar da possibilidade da morte física, mas ter como causa o desgosto ou a mágoa provocada por alguém, apareceu em vários depoimentos de diferentes mulheres em Vigário Geral: *"Não queria dar uma surra não, queria matar, mas é melhor fazer sofrer, por isso estou usando essa erva de exu* (urtiga)". Mas de nenhuma dessas mulheres obtive a resposta sobre o modo de preparo. Algumas apenas diziam: *"Pra fazer o mal é rápido, mas pra fazer o bem ... e pra desfazer, tem que dar a mesma erva, dobrada."* Dar para quem? Preparada de que modo? Quando? Em que dosagem? Respostas que pareciam ser mais fáceis de serem obtidas em relação aos outros males, que não de amor, pareciam proibidas de serem dadas nessa situação.

O conjunto de observações feitas e entrevistas realizadas permitiu a elaboração de um cenário preliminar, com os principais elementos que compõem o sistema cultural das ervas em sua base popular: a denominação das ervas, sinonímias, para que servem, a forma de uso indicada (se para banho, chá, etc.), o modo de preparo, a quantidade e para quem servem (sexo e faixa etária),apresentados em detalhe nos capítulos III, IV e V.

Para algumas ervas, as pessoas com quem conversei assinalaram outros elementos considerados no sistema cultural das ervas: o dia da semana, a fase da lua, o signo ou o "Santo" da pessoa. Alguns são os depoimentos deste tipo: *"Quem é do Santo tem que tomar cuidado. Uma vez eu tomei banho de uma erva, só do pescoço pra baixo, mas uma coisa me disse que não ia dar certo. Fiquei toda me coçando. Eu sou de Xangô e tomei banho com erva de Oxóssi. Já viu, né? Tem que tomar cuidado."*

Conversando sobre depoimentos desse tipo com uma erveira de Vigário – pessoa que vive da venda das ervas –, ela chegou a fornecer uma listagem com algumas ervas e o nome do Santo correspondente a cada uma, que compõem um quadro apresentado no próximo capítulo. Ao proceder à pesquisa, verifiquei que as classes de informações obtidas nas entrevistas poderiam ter sido encontradas em diversos tipos de publicações, desde manuais sobre fármacos naturais de antigos laboratórios farmacêuticos do Brasil até artigos e livros científicos sobre etnofarmacologia ou sobre cultura negra, passando por publicações religiosas, que são citados no decorrer deste trabalho.

Contudo, o que esta pesquisa pretende mostrar é que esta cultura das ervas integra as culturas de uma sociedade urbana e ocidental. Em síntese, nos capítulos VI e VII, essa atividade que se baseia em um corpo de conhecimentos populares sobre a natureza e a saúde aparece claramente relacionada à construção dos "saberes" e "poderes" dessa sociedade.

Berger[31], ao apresentar algumas questões sobre o papel da sociologia do conhecimento, destaca a importância de ela "ocupar-se com o que os homens conhecem como realidade em sua vida cotidiana, vida não teórica ou pré-teórica" face às formulações científicas ou filosóficas da realidade que, segundo ele, não esgotam o que é "real" para os membros de uma sociedade. Com isso, Berger destaca que o conhecimento do senso comum "constitui o tecido de significados sem o qual nenhuma sociedade poderia existir" e, em certo sentido, aproxima-se de Latour quando elege, como central na teoria sociológica, a seguinte questão: "Como é possível que a atividade humana produza um mundo de coisas?".

Para caracterizar o conhecimento sobre a natureza através das práticas de cura com ervas como parte do sistema cultural de moradores da cidade, entrevistados em Vigário Geral, no Mercadão de Madureira e feiras livres, isto é, como parte integrante da identidade desse grupo cultural, considerei as características de "autoritarismo", "dogmatismo" e "ambição" presentes na definição de bom senso apresentada por Geertz[32] em *O senso comum como um sistema cultural*: "O bom senso não é aquilo que uma mente livre de artificialismo apreende espontaneamente; é aquilo que uma mente repleta de pressuposições conclui." E ainda: (...) "o bom senso é uma forma de explicar os fatos da vida que afirma ter o poder de chegar ao âmago desses fatos (...) Como estrutura para o pensamento, ou uma espécie de pensamento, o bom senso é tão autoritário quanto qualquer outro, nenhuma religião é mais dogmática, nenhuma ciência mais ambiciosa, nenhuma filosofia mais abrangente".

Embora Geertz e Berger concordem em suas definições de "senso comum" em seus termos mais gerais e com a importância de investigá-lo, possuem uma profunda diferença quanto à forma de proceder a essa investigação. Para Berger[33], o método mais conveniente para esclarecer os fundamentos do conhecimento na vida cotidiana é o da análise fenomenológica, descrevendo as interpretações indubitáveis que o senso comum tem da realidade, baseando-se sobretudo no trabalho de Alfred Schutz.

Geertz[34] reconhece que há uma "tendência dos filósofos para buscar as respostas para os mistérios mais profundos da existência, na estrutura do pensamento corriqueiro, pé-na-terra, trivial", quando cita o esforço empreendido por vários filósofos, inclusive o próprio Schutz. Contudo, Geertz considera que, "para a filosofia", essa investigação "poderá significar um grande abalo", já que, na construção do pensamento filosófico, o senso comum foi sempre um fenômeno presumido, e não analisado. Optou, então, por isolar "o que poderia ser chamado de seus elementos estilísticos", abandonando a idéia de sistematizar seu conteúdo ou de esboçar algum tipo de estrutura lógica.

Os principais elementos que compõem o sistema cultural das ervas, em sua base popular, estão relacionados, como já foi dito, à escolha da "erva ou ervas", ao "modo de preparo", aos "sintomas", "sexo" e "idade" do doente, "ao dia da semana", "fase da lua" ou "Santo" e, até mesmo, a critérios relacionados a problemas da vida material ou afetiva. Por isso, decidi, menos com o objetivo de sistematizar seu conteúdo, e mais para construir um cenário, descrever a origem do conhecimento sobre as ervas, os modos de preparo e os males e curas mais freqüentes nos capítulos III, IV e V, para, então, apresentar os elementos estilísticos do pensamento popular sobre as ervas e sua articulação com o saber científico na constituição da "rede sociotécnica" que vai das ervas aos transgênicos, no capítulo VI.

As "visões de mundo" dos moradores da cidade, como conclusão do trabalho, compõem o capítulo VII.

Passo, agora, a descrever a origem da sabedoria das ervas, acreditando poder destacar da construção desse conhecimento princípios legitimadores das práticas de cura com ervas para, posteriormente, estabelecer sua relação com o uso que é feito das plantas medicinais nos laboratórios de biotecnologia.

É preciso ressalvar que a descrição desta origem pretende indicar aquilo em que se baseia a sabedoria, sem, no entanto, privilegiar a história desse conhecimento no decorrer do tempo.

III – ORIGEM DA SABEDORIA DAS ERVAS

Folhas de oliveira são usadas como defumador durante uma tempestade, *"pra protegê a casa da ação dos raio"*; manjericão, além de tempero, pode ser *"quinado"*[35] e usado para banho, *"tirando a moleza que dá no corpo, por causa de mau olhado"*; *"pra dor nos ossos"*, semente de sucupira curtida em vinho moscatel; *"pra acalmá"*, chá de alecrim; *"pra dor no estômago"*, tapete de Oxalá; *"pra tudo"*, gengibre.

Das conversas com os entrevistados, percebi que as respostas mais comuns à pergunta "Qual é a erva que tem mais valor na farmácia das casas?" eram como a seguinte: *"Toda erva tem finalidade, às vez pode acontecê da gente não conhecê, mas sabe que não pode desprezá. Você tá vendo essa? É pé-de-galinha, matinho que dá até em beira de calçada. Parece que não serve para nada, mas é para inflamação de dente."* (Dona de casa, 68 anos.)

É na relação com o ambiente que o ser humano constrói e acumula informações que lhe possibilitam satisfazer suas necessidades, engendrando soluções, resolvendo problemas, compartilhando valores com os outros e construindo "coletivos" – híbridos de natureza e cultura. Desse modo, a sociedade constrói conhecimento e a realidade.

A investigação sobre a forma como o conhecimento sobre a realidade é construído desafiou historiadores da ciência e da técnica de todas as épocas, assim como cientistas sociais. Para os primeiros, o único conhecimento válido de ser estudado é o científico, já que, considerado como o conhecimento que possibilita a descoberta, descrição e análise das "coisas-em-si", permite o acesso à realidade tal como ela é, independentemente da humanidade. Para os outros, apesar das diferenças de ponto de vista quanto às metodologias, abordagens e objeto de estudo, são formados dentro de uma tradição intelectual que, ao contrário dos epistemólogos, considera o tecido inteiriço das sociedades, mesmo que apenas das outras sociedades.

Para alguns desses cientistas sociais[36], tanto as necessidades quanto as informações são socialmente determinadas, construídas e selecionadas pelos grupos culturais, de acordo com sua visão de mundo: "O pensamento humano é rematadamente social: social em sua origem, em suas funções, social em suas formas, social em suas aplicações. Fundamentalmente é uma atividade pública – seu hábitat natural é o pátio da casa, o local do mercado e a praça da cidade."

Embora varie de sociedade a sociedade, há classes de informações, de conhecimentos, que são comuns a todas, distinguindo-se no grau de importância, função e finalidade que lhes é atribuído.

Dentre essas classes de conhecimentos, encontram-se os relativos ao mundo vegetal, e, portanto, às ervas. Segundo Fosberg[37]: "A vida vegetal é um dos segmentos mais óbvios de qualquer tipo de cultura, seja ela primitiva ou desenvolvida, antiga ou moderna. Apesar de o homem não ser considerado um vegetariano, as plantas desempenham papel fundamental na sua existência material e estão sempre presentes no seu *ethos*. Desta forma, é essencial que uma abordagem etnológica que pretenda compreender de maneira mais efetiva uma determinada cultura desenvolva estudo aprofundado acerca das espécies vegetais pertencentes ao universo sob pesquisa e integrantes da visão de mundo do(s) grupo(s) em questão".

De acordo com Amorozo[38], "o interesse despertado pelo uso que outros povos fazem dos elementos do seu ambiente natural vem desde a Antigüidade, buscando, geralmente, preencher fins utilitaristas. Os primeiros estudiosos que aportaram no Novo Mundo a partir do século XVII, além de nos deixarem descrições da flora e da fauna americanas, proporcionaram-nos relatos de sua utilização pelos ameríndios. A primeira história natural brasileira, elaborada por Wilhem Pies e Georg Marcgraf, integrantes da comitiva de Maurício de Nassau, incluía um herbário de plantas medicinais (*História Naturalis Brasiliae, apud* MASP, 1994)".

De fato, a partir das grandes navegações, o intercâmbio de espécies vegetais e de conhecimento sobre seu cultivo e uso, já existente entre Ásia e África, aumentou, fato que foi registrado por estudiosos[39] do tema: "A América foi um rico manancial de novas plantas úteis (...) a variadíssima vegetação dos trópicos americanos e os seus produtos naturais foram estudados com interesse e por vezes com verdadeiro espírito científico pelos viajantes e escritores espanhóis (...) vieram para a Europa as sementes de espécies interessantes, e algumas prosperaram no clima da Espanha e de Portugal, como sucedeu ao milho e aos pimentos. Outras, porém, exigiam maior calor; a sua cultura nos climas temperados era impossível, mas podiam desenvolver-se nos trópicos da Ásia e da África, para onde foram levadas".

Do mesmo modo, a rede de rotas comerciais contribuiu para que espécies vegetais, a forma e o significado de sua utilização chegassem à América.

Ainda que com fins utilitaristas, o interesse pelo intercâmbio de espécies vegetais e pelo conhecimento a ele associado permanece. Contudo, hoje, assume novas tendências referentes a problemas e questões da atualidade que exigem soluções interdisciplinares, como, por exemplo, as relativas à manutenção da biodiversidade ou à descoberta de novos fármacos.

De todo modo, os pesquisadores partilham o ponto de vista de que a investigação sobre as ervas é indissociável ao saber próprio das populações que as utilizam, devendo ser considerados o seu contexto social e ecológico, as tradições e a cultura local.

O acervo do conhecimento popular sobre as práticas de cura com ervas, de acordo com vários autores[40], relaciona-se a problemas do corpo e do espírito. Segundo esses autores, a cura de diversos males baseia-se no entendimento de que as doenças que acometem o corpo podem ter origem espiritual, além de física.

O estudo da aplicação prática deste conhecimento revela a existência de uma classificação das ervas baseada em seu modo de ação, que subentende o princípio da dupla natureza da doença. Assim, tem-se alguns exemplos em que a própria denominação popular que as ervas recebem denota a finalidade que possuem: "*amor-agarradinho*", para manter um casamento; "*desata-nó*" ou "*corta-feitiço*", para curar de um "*mau olhado*"; "*sangria*", para curar uma hemorragia; "*levante*", para trazer bem-estar.

Em um estudo sobre o valor do vegetal nas culturas afro, sobretudo no candomblé Jêjê-Nagô do Brasil, Pessoa de Barros[41], inserido na perspectiva que considera ser dupla a natureza da doença, reconhece a influência desse princípio na construção do sistema de classificação dos vegetais desse grupo cultural, quando diz: "Em trabalho de 1977, Elbein dos Santos (49-50) se refere ao poder sobrenatural emanado das árvores e plantas, reafirmando que o *àse* das folhas pode ser utilizado para múltiplas finalidades. Cada folha, tendo propriedades particulares, quando misturadas podem produzir preparações para usos diferenciados, mágicos e/ou medicinais".

A afirmativa de Elbein dos Santos refere-se ao universo simbólico do candomblé. Contudo, a identificação do uso das ervas para fins mágicos e/ou medicinais também é descrita no âmbito de outras religiões ou até mesmo entre pessoas que se consideram "independentes", conforme assinalou Loyola[42] a partir de observações feitas no bairro de Santa Rita, na Baixada Fluminense: "Não foi iniciado por nenhum pai ou mãe-de-santo, nem está filiado a qualquer associação de umbanda ou candomblé. No entanto, tem intenção de abrir um terreiro, cuja construção já iniciou em seu próprio quintal. Reza sem estar incorporado, segurando uma faca, com a qual faz seguidamente o sinal da cruz enquanto pronuncia as orações. Em certos casos, prepara garrafadas e poções, segundo ele tão eficazes que um farmacêutico de Nova Iguaçu se propôs até a comercializar uma delas."

Do mesmo modo, Alceu Maynard[43], no estudo intitulado *Medicina Rústica*, destaca o caráter mágico de preparados de ervas, ao descrever a atuação do curandeiro: "A sua atuação se reveste de gestos, às vezes de trajes especiais de orações e o uso de implementos religiosos como cálice, garrafas cheias de certo líquido com vegetais em infusão, ou cobra mergulhada em álcool, velas acesas, rosários, santos, toalha no pescoço à guisa de paramento".

Ao descrever os tipos de especialistas na cura do corpo e do espírito como parte de um trabalho que procura situar a Medicina Popular no contexto das práticas médicas, Loyola[44] observa o uso das ervas dentre as terapias propostas, correlacionando-as às representações do corpo e da doença, quando diz: "As diversas técnicas de cuidados (medicamentos, ervas, banhos, etc.) não se excluem mutuamente; assim, uma doença, principalmente se acompanhada de mal-estar físico, pode ser tratada tanto com ervas quanto com remédios farmacêuticos que os pais e mães-de-santo já integram em seu repertório." E complementa: "Como os pais, as mães-de-santo, e os pastores, os rezadores também crêem na dupla natureza da doença (material e espiritual)".

As representações que os entrevistados têm do corpo coincidem com as descritas por Pessoa de Barros, no âmbito do candomblé e por Loyola, refletindo como corpo e espírito são inseparáveis: "*Muitas vezes, quando a pessoa chega doente para eu rezar, sem o médico descobrir o que tem, é mau olhado ou encosto. Aí eu digo: Vou pegar guiné para te rezar. A pessoa sai com uma cara nova, totalmente liberta daquele fluido doentio. Quando o problema espiritual causa febre interna, precisa de infusão de alho, cortado em quatro, colocado num copo d'água por 30 minutos. De vez em quando vai lá e bebe cinco colheres de sopa e o mal é cortado. Vem outra vez a saúde para o corpo.*" (Dona de casa, 78 anos.)

Assim como o corpo e o espírito são indissociáveis e a natureza da doença é dupla – material e espiritual –, também as ervas são medicinais e mágicas, conforme o comentário que obtive de uma benzedeira que conheci em Vigário, com quem comentei a passagem descrita anteriormente: *"É, isso é assim, quem entende, conhece de erva, sabe que elas têm uma "química" que cura ao mesmo tempo feitiço e doença, porque às vez um vem por causo do outro. Ela cura os dois porque tem os dois poder."* (Benzedeira, 66 anos.)

Amorozo[45], ao descrever a abordagem etnobotânica na pesquisa sobre plantas medicinais, observa o mesmo princípio na classificação das ervas em medicinais e/ou mágicas, quando ressalta a importância de não restringir "o conceito do que, na cultura ocidental, é entendido como medicinal, mas que deixemos o informante livre para se expressar dentro de suas próprias concepções. Provavelmente com isto, iremos obter informações sobre plantas usadas contra feitiço, "olhado de bicho", "panema", plantas para "trazer felicidade" etc... uma coleta de informações mais abrangentes pode levantar questões insuspeitadas, que, em última análise, enriquecerão ou darão novas perspectivas à própria busca de novos fármacos".

A relação entre as doenças, espirituais e/ou materiais, e as ervas medicinais e/ou mágicas delimita um corpo de conhecimentos, um sistema – o sistema de práticas de cura com ervas – e, ao mesmo tempo, determina a melhor indicação para a cura. Todavia, a escolha da erva depende de um conjunto de critérios que desdobram a classificação mais geral das ervas medicinais e/ou mágicas em classificações específicas.

Assim, um erveiro, ao tentar me explicar o que não pode deixar de ser considerado quando se faz a indicação de uma erva, diz: *"Por exemplo, criança, né, criança pega mais manjericão, levante, rosa branca, algumas pede arruda. São as chamadas ervas fria, não são as quente"*[46], e complementa: *"Essas são para banho, a doença do corpo é reflexo do mal espiritual, mas tem os chás, xaropes, lambedor, e varia com o que sente"*. (Erveiro, 27 anos.) Do mesmo modo, distingue as ervas próprias para o homem e para a mulher, *"sempre em número de 3, 5, 7, assim, principalmente se for para banho"*.

O uso de número ímpar de ervas nas preparações foi observado por Pessoa de Barros[47], quando descreve a relação homem/vegetal no candomblé: "Então, se a paridade é uma constante nas preparações mencionadas, significando o estabelecimento de equilíbrio, a imparidade aparece diretamente, relacionada à desordem, ou seja, ela é quem pode resolvê-la e através de sua ação reconduzir à ordem, ao equilíbrio. (...) Em suma, a desordem é equalizada à doença (mal-estar físico e/ou social). A volta à ordem é propiciada pela ação que a imparidade produz, a mutação de um estado de "doença" para o de "saúde" implica, pois, na imparidade, da mesma forma que a ordem/equilíbrio supõe a paridade. A imparidade simbolizando a impureza, somente através do emprego de elementos vegetais, em número ímpar, pode trazer a ordem/pureza".

Ervas medicinais e/ou mágicas, para "banho" e/ou "chá", "quentes" ou "frias", "de criança", "de mulher" e/ou "de homem", 'isoladas" ou "combinadas", integram, portanto, um universo simbólico, contribuindo para a formação de um sistema de práticas de cura que, em última análise, se concretiza ou se expressa através da relação estabelecida pelos entrevistados, moradores da cidade, entre o mal e a erva curativa. A distinção entre o sistema de práticas de cura com ervas elaborado pelos moradores entrevistados na cidade e outros sistemas de cura está na especificidade da relação entre cultura e natureza estabelecida em cada um desses sistemas e revela-se na escolha de cada erva, isto é, no valor, símbolo, ou no uso que é atribuído às ervas dentro do corpo de conhecimento construído socialmente por tal ou qual grupo cultural.

Resta, portanto, a seguinte pergunta, que, se respondida, revela a origem da sabedoria das ervas: como se expressa, no grupo cultural enfocado, a relação entre critérios de escolha da erva e a própria erva? Dito de outro modo, o que faz uma erva ser usada para curar certa moléstia e não outra? Uma pista talvez esteja na resposta de uma moradora à pergunta que norteou a elaboração deste capítulo: – Quando alguém pergunta que erva deve usar para curar determinado mal, como a senhora sabe qual é a erva adequada? "Quando cheguei no Brasil, há 35 anos, meu marido tinha uma horta. Depois, a polícia desapropriou. Com a falta de dinheiro, olhei pro céu e perguntei a Deus o que eu ia fazer. Foi aí que tive a idéia: vou vender erva no Mercadão de Madureira. Ainda não existia os box de cada um, as erva ficava no centro do salão. Aí uma patrícia me ensinou, mas muita coisa eu tinha aprendido com minha avó. Mas se você quer saber, eu aprendi mesmo foi com as erva." (Erveira, 53 anos.)

O modo como cada um conta ter aprendido a usar as ervas reúne a herança de uma tradição de família ou de alguém que pertence ao mesmo grupo social, a "algo" que provém das próprias ervas, que são descritas pelos moradores, sobretudo erveiros e rezadeiras, como uma fonte de conhecimentos sobre o seu próprio uso.

Pessoa de Barros[48], ao observar a importância e a dificuldade atribuídas por Bastide ao estudo das ervas no candomblé, busca explicar o significado da expressão "o segredo está nas ervas", por ele utilizada para justificar essa dificuldade, dizendo: a) que a força mágica provinha das ervas; e b) que o tratamento das ervas não podia ser revelado ao primeiro que aparecesse."

Para os moradores entrevistados, o significado dessa expressão é outro: as ervas são um tipo de agente transmissor de conhecimento sobre práticas de cura.

Se, por um lado, o material empírico revelou que essas práticas podem ser classificadas de acordo com o modo de ação das ervas, isto é, segundo a finalidade específica da erva para a cura deste ou daquele mal, por outro lado essa classificação está ligada à dos modos de aquisição do conhecimento sobre as ervas, isto é, classificação dos tipos de agentes transmissores de conhecimento[49], da qual as próprias ervas fazem parte, conforme aparece na declaração da entrevistada: *"Quando uma pessoa bate aqui em casa com alguma queixa, vem pedindo um chá, um banho pra curá, às vez não sei o que é bem certo que ela tem. Aí eu olho pras erva. A erva é que me chama e, de acordo com a queixa da pessoa, digo como vai usá. É batata..."* (Dona de casa, 58 anos.)

O uso freqüente e o contato diário servem como um instrumento para afinar a comunicação com as ervas, fato que, de certo modo, sugere a questão sobre quem é capaz de *"ouvi-las"* e aprender: *"Foi trabalhando espiritualmente, fazendo caridade, que aprendi, a vida me ensinou, a convivência com as ervas."* (Benzedeira, 64 anos.)

A pesquisa de campo mostrou que a cura por meio das ervas é praticada tanto por religiosos quanto por pessoas que, embora possam ter algum tipo de fé, não têm a religião como um modo de vida e trabalho. Dentre elas, estão as que admitem a existência e a comunicação com espíritos, e que identificam esses espíritos como mensageiros de uma sabedoria sobre as ervas: *"Antes de trabalhar com o santo, eu não sabia sobre as ervas. Aprendi com a entidade."* (Ex-dona de terreiro, 66 anos.) Surge, então, uma nova questão: – Basta acreditar que é possível a comunicação com as ervas e/ou com os espíritos para *"ouvir"* e aprender com eles?

As possibilidades de comunicação com as entidades e com as ervas não são mutuamente excludentes. São situações equivalentes que guardam uma diferença relativa *"à compreensão que se tem da vida espiritual"* e, portanto, à fé, o que pode ser percebido no seguinte relato de uma moradora: "*Uma vez eu fui chamada para socorrer uma mulher que quando ela entrava na casa, voava copo, "pin", panela, "ben", voava tudo. Olha que antes tava tudo arrumadinho! Era uma confusão danada que contavam. Quando eu entrei, a entidade logo me pegô e falô pra mulher: "Olha, eu tiro a energia da sua neta que é médium e uso pra fazer essa barulhada pra chamar sua atenção, pra fazê você trazê aqui uma pessoa pela qual eu pudesse falar, um aparelho, pra fazê você entendê que quando você fazia os partos, era eu que te ajudava, lembra daquele... (contou vários partos) e daquele... e quando você receitava os banhos, era eu que te dava idéia das ervas. Você é uma ingrata, nunca agradeceu, nunca percebeu que não era você que sabia, sua vaidosa, nunca compreendeu a vida espiritual, a presença de uma força diferente da sua. Foi só por isso que eu fiz isso tudo, pra você saber. Vou me embora e não volto nunca mais.* "Aí, minha filha, nunca mais aconteceu nada na casa. Por isso é que eu te digo, uns compreende a vida espiritual e sabe que é a entidade que ensina. Outros não entende direito e pensa que é a erva que ensina, mas de verdade é guiada pela entidade. É outra forma das entidade trabalhá, mas dá no mesmo. Outros não entende nada do que tão fazendo, como essa mulher." (Benzedeira, 77 anos.)

Na conversa com a erveira, de 53 anos, citada anteriormente, que admite ter aprendido com uma patrícia e com a avó, mas considera que sua principal fonte de conhecimento foram as ervas, a fé também aparece como um elemento heurístico presente na cultura das ervas: *"Você é crente? Quando me perguntam minha religião eu digo logo que sou católica, apostólica romana e macumbeira, graças a Deus!* (e ri). *Adoro a macumba do Rio de Janeiro, é dela que eu vivo!* (fica séria). *Tem que acreditar em Deus, nos espírito d'Ele, que fala por Ele, senão como é que fica?"*

Assim, concluí que: a) tanto a comunicação com a erva quanto a realizada com os espíritos integram as práticas de cura com ervas; b) não é preciso acreditar na possibilidade de comunicação com os espíritos e ervas para usá-las, mas, sim, para *"aprender com elas"*, para *"ouvi-las"*.

Na relação entre espíritos, pessoas que prescrevem os tratamentos com as ervas, doentes e ervas, há o cuidado de não violar a harmonia entre o *"santo da pessoa doente"* e o *"santo da erva"*, como fica evidente neste depoimento exposto anteriormente: *"Uma vez tomei banho de uma erva, só do pescoço pra baixo, mas uma coisa me disse que não ia dar certo. Fiquei toda me coçando. Eu sou de Xangô, tomei banho de erva de Oxóssi. Já viu, né? Tem que tomar cuidado."* (Dona de casa, 39 anos.)

Além deste cuidado, há ainda outro, relativo à mistura das ervas entre si, observado anteriormente por Bastide[50], ao afirmar que "pode acontecer que a força mística seja muito forte para certos corpos; nesse caso é preciso utilizar ervas negativas, para enfraquecer o resultado, ou reciprocamente. Além disso, cada orixá tem suas ervas particulares." Esses aspectos comumente atribuídos aos representantes das culturas africanas que aqui chegaram, transmitidos pelos africanos à época da escravatura, circula na sociedade oralmente e por meio de publicações: *"Tem livro que diz qual é os santos que as ervas pede."* (Erveira, 53 anos.)

Em sua etnografia sobre práticas de saúde em Santa Rita, na Baixada Fluminense, Loyola[51] observou: "Enquanto os curandeiros e erveiros se interessam apenas pelas propriedades terapêuticas das ervas, para os agentes do candomblé elas são um elemento constitutivo de sua cosmogonia, de seu sistema explicativo e classificatório, de sua teoria dos orixás: existe um sistema de correspondência entre uma divindade, uma parte do corpo humano e determinada planta curativa e, enfim, entre esta planta e o orixá correspondente".

A partir do material empírico recolhido em Vigário Geral, nas feiras livres e no Mercadão de Madureira não se pode afirmar o mesmo que Loyola sobre o interesse das pessoas que não são "agentes do candomblé". Ao contrário, o senso comum incorporou este elemento do sistema religioso do candomblé. O aprofundamento do estudo sobre as práticas de cura com ervas através de classificação dos modos de ação das ervas e dos agentes transmissores desse conhecimento poderá esclarecer se há outros pontos em comum entre os dois sistemas explicativos e em que medida as ervas são um elemento constitutivo do ideário dos entrevistados.

Contudo, para os moradores do Rio de Janeiro entrevistados, a erva ou mistura de ervas para chá ou banho não depende exclusivamente do santo: *"Varia de acordo com o que precisa ser vencido e junta para que a erva serve com o santo da pessoa"*. (Dona de terreiro, 66 anos.)

A consideração de três diferentes tipos de critérios – o mal, a finalidade da erva e o santo da pessoa – para a escolha da erva (ou ervas) adequada(s) fundamenta o pensamento de que *"apesar de fazer uso das ervas há 28 anos, estou sempre aprendendo. É o mesmo de quando vamos ao médico: às vezes a mesma queixa, o que serve pra mim, não serve pra ele. Assim são os banhos e os chás."* (Dona de casa, 40 anos.)

A falta de um conjunto de procedimentos fixos ou predeterminados, como produto da correspondência biunívoca entre o mal e a finalidade da erva, e a crença na idéia de que o universo das práticas de cura com ervas é infinito justificam-se também pela presença de outro tipo de agente transmissor do conhecimento sobre as ervas e seus usos, ainda não citado neste estudo, conforme narra um outro morador: *"Vai ser muito difícil você conseguir entender essas misturas, tem séculos e séculos de conhecimento, os ancestrais dos índios e dos negros africanos"*. (Filho da erveira de 53 anos, 27 anos.)

Trata-se de um tipo de agente percebido como muito distante no tempo e no espaço, inacessível, pertencendo ao plano divino: da origem da vida e do conhecimento sobre as coisas.

Esse modo de se referir aos ancestrais justifica e ordena os acontecimentos cotidianos, como fica explícito neste depoimento já exposto: *"Tem que acreditar em Deus, nos espíritos d'Ele, que fala por Ele, senão, como é que fica?"* (Erveira, 53 anos.)

Há, portanto, entre os moradores entrevistados na cidade do Rio de Janeiro, a incorporação de outro elemento do sistema religioso do candomblé: a distinção entre ancestrais e os orixás. Os orixás aparecem qualificando as ervas e as pessoas: *"Sou filha de Xangô, pra mim os banho tem que ser de erva de Xangô mesmo ou, então, acoco, louro, levante ou negramina"*. (Dona de casa, 35 anos.)

Esta entrevistada chegou a transcrever uma relação contendo os nomes de orixás e das ervas, apresentados no seguinte quadro:

ORIXÁ	ERVAS
Ogum	oficial de sala; abre caminho; tira-teima; desata-nó.
Oxossi	espinho-cheiroso; alecrim-do-campo; vence-tudo; guiné-caboclo.
Obaluaê	canela-de-velho; barba-de-velho; erva-de-bicho; sabugueiro.
Iansã	erva-prata; mutamba; pitanga; eucalipto.
Xangô	erva-de-Xangô; acoco; louro; levante; negramina.
Ossaem	café.
Oxum	oriri; girasol; abebe; colônia; macaçá.
Logum	oxibata.
Nanã	manjericão-roxo; balaio-de-velho.
Iemanjá	lírio; alfazema; cravo; canela; patchouli.
Oxalá	salvia; saião; boldo; manjericão; liambra.
Oxumaré	cambará.

Pequeno listado das ervas usadas em práticas de cura e o "santo" ao qual seu poder ("axé") de cura se relaciona.

Segundo Elbein dos Santos[52], "se os pais e os antepassados são os genitores humanos, os *òrisà* são os genitores divinos; um indivíduo será 'descendente' de um *òrisà* que considerará seu pai – *Bàbá mi* – ou sua mãe – *Ìyá mi* – de cuja matéria simbólica – água, terra, árvore, fogo, etc. – ele será um pedaço. Assim como nossos pais são nossos criador e ancestres concretos e reais os *òrisà* são nossos criadores simbólicos e espirituais, nossos ancestres divinos."

Ao buscar compreender de que modo os entrevistados de Vigário, das feiras e do Mercadão colocam em prática seu conhecimento sobre as ervas para curar males que os afligem no dia-a-dia, percebi que a identificação do mal seguida da escolha da erva, embora fosse parte da lógica empregada, não representava a completa cadeia de pensamentos, nem correspondia à totalidade das situações vividas.

A construção social do acervo de conhecimentos sobre as ervas transcende o mero conhecimento de suas aplicações terapêuticas e, além disso, faz parte de uma intrincada rede de relações forjada no modo como esse conhecimento foi transmitido e recebido.

Assim, através dos depoimentos dos entrevistados, foi possível verificar que, como afirma Geertz[53], "pensar consiste não nos 'acontecimentos da cabeça', mas num tráfego de símbolos significantes". Dentre os "símbolos significantes" que pertencem ao domínio das práticas de cura, estreitamente relacionados à origem dessa sabedoria e explicitados pelos entrevistados, estão as ervas e os orixás, os pais-de-santo e os erveiros, as benzedeiras e os ancestrais, as "entidades" e a "gente comum", que podem apresentar a seguinte classificação:

DEUS							
ESPÍRITOS			ERVAS	PESSOAS			
ENTIDADES	ORIXÁS	ANCESTRAIS					
		NEGROS	ÍNDIOS	PORTUGUESES		BENZEDEIRAS	PAI E MÃE DE SANTO	ERVEIROS	PARENTE OU VIZINHO

Tipos de agentes transmissores da sabedoria das ervas

Esses símbolos são parte do conjunto de símbolos por meio dos quais ocorre o ato de pensar a cura com ervas, no sentido apontado por Geertz. Os significados que esses símbolos – veículos materiais do pensamento – incorporam dão sentido à experiência humana, às práticas com ervas: buscar a cura com a benzedeira, pai-de-santo, erveiro ou vizinho; dar ou vender a erva adequada; sugerir a mistura de ervas; sugerir o banho ou chá; ser "chamado" pela erva; "aprender" com elas; seguir os conselhos de uma entidade; harmonizar o seu santo com o santo da erva; reconhecer o papel dos ancestrais; reconhecer a presença de Deus através dos espíritos e das ervas, etc.

Esses são fatos singulares, mas que constituem uma das milhares de soluções que os homens podem dar para um problema da sua existência – e, portanto, universal: o de lidar com a cura de males.

Para o grupo de entrevistados, esse "lidar" transcorre dentro de um padrão cultural, um sistema de símbolos identificado, em parte, por aqueles já elencados nesse capítulo, relacionados à transmissão da sabedoria das ervas.

O sistema de símbolos partilhado por esse grupo de pessoas não é dado pela natureza das coisas – ele foi construído historicamente, mantido socialmente e aplicado individualmente.[54]

Para compreender esse sistema de símbolos e, portanto a experiência à qual ele dá significado – conforme ela é vivenciada pelos moradores entrevistados –, é preciso descrever e analisar as concepções que eles têm desses símbolos. O tempo e o espaço são parâmetros presentes na construção que os entrevistados fazem dessas concepções. Isso tornou-se visível em algumas falas, como, por exemplo, as que se referiram aos ancestrais. Eles estão presentes na origem da história, viabilizando a experiência com as ervas por meio do conhecimento que acumularam no passado e que pode ser transmitido de duas maneiras: a) de pai para filho; b) como espírito, por meio dos seres humanos e das ervas.

A primeira forma de transmissão admite a convivência num espaço que é real e um tempo contínuo, cronológico. A segunda forma explicita uma condição da concepção de espaço: o espaço sobrenatural. Os ancestrais, assim como os orixás e as entidades, são espíritos, "espíritos de Deus" capazes de, através de veículos materiais que compartilham o espaço real – seres humanos e ervas –, se comunicarem.

Assim, ao compartilhar o tempo, durante uma comunicação, sobrepõem-se os dois tipos de espaços: um sobrenatural e um real.

Uma das modalidades de comunicação – a que o ser humano não tem consciência, "por falta de compreensão da vida espiritual" – explicada por uma das moradoras designada pela entidade como "aparelho" – evidencia a presença dessa categoria no ato de pensar. A mulher que "não tinha compreensão da vida espiritual" não sabia que a entidade estava "ali", com ela todo o tempo, "ajudando nos partos" (que a entidade a fez relembrar por meio da entrevistada) e "dando idéia" sobre as ervas que devia receitar.

Por sua vez, os orixás, na concepção dos entrevistados, assim como os ancestrais, são parte de sua identidade individual, uma vez que admitem serem filhos desse ou daquele "santo". Como os ancestrais, os orixás são pais eternos, e juntamente com as entidades, por serem espíritos de Deus, são mensageiros divinos e ordenam a experiência da vida cotidiana. A diferença é que os orixás qualificam as ervas – "erva de Oxóssi", "erva de Xangô" – e os ancestrais e as entidades não as qualificam. Outra diferença entre essas "qualidades" de espíritos é que orixás e ancestrais situam-se, hierarquicamente, acima das entidades: são pai e mãe, não importa se os primeiros espirituais e os outros reais, como descreveu Elbein dos Santos.

Assim, entidades, orixás e ancestrais compartilham o mesmo tempo e o mesmo espaço divino e sobrenatural, podendo usar as ervas e os seres humanos como canal para partilhar do espaço real onde estes estão. Assim interagem com os seres humanos. Como todos eles já viveram na terra antes dos seres humanos, têm uma experiência a ser transmitida que pode ser assimilada, como já foi dito, de uma forma consciente ou não, através de rituais ou não.

No que tange à transmissão do conhecimento sobre as ervas, os seres humanos diferem dos espíritos, pois somente eles transmitem e recebem conhecimento. Os espíritos só transmitem.

Os seres humanos, assim como os espíritos, recebem qualificações diferentes, ao serem identificados nas entrevistas, quanto ao modo como se relacionam com as ervas e com os espíritos.

Erveiros, "gente comum", benzedeiras e pais ou mães-de-santo são categorias mutuamente excludentes. "Deixei de ser dona de terreiro, não trabalho mais com o santo. Agora sou dona de casa". (Ex dona de terreiro, 66 anos.) Os erveiros acreditam na existência e na comunicação com espíritos e ervas. Levam em consideração essa comunicação no momento em que estão trabalhando, como uma determinação para a escolha da erva e do modo de preparo. Admitem terem herdado conhecimento de "gente comum", como familiares ou amigos. Vivem da comercialização das ervas que plantam ou colhem livremente na natureza, como o erveiro que diz: *"Vivo da macumba do Rio de Janeiro"*. Conhecem as ervas de cada *"santo"* e se preocupam em não romper a harmonia com o *"santo da pessoa"*.

As benzedeiras respeitam a comunicação com os espíritos e com as ervas, embora não trabalhem "incorporadas". Diferem dos erveiros, pois assumem trabalhar espiritualmente. Em geral, não cobram pelo seu trabalho, quando "têm compreensão da vida espiritual", pois consideram ter um "dom que recebem de graça e por isso não podem cobrar". Conhecem as "ervas dos santos" e "das pessoas" e por isso respeitam a harmonia entre os dois.

Mães e pais-de-santo trabalham espiritualmente incorporados. Acreditam ter aprendido sobre ervas com as entidades e com os orixás. Utilizam as ervas tanto nos rituais quanto no receituário para cura. Acreditam na comunicação com as ervas. Distinguem orixás e ancestrais com facilidade.

Dentre aqueles considerados como "gente comum", nem todos admitem a comunicação com os espíritos e/ou com ervas, embora reconheçam o poder de cura das últimas. Utilizam esses conhecimentos com freqüência, reconhecendo que aprenderam com outras pessoas e que passarão adiante o que sabem. Podem pagar pelas ervas, comprando-as dos erveiros ou podem plantá-las. Independentemente da crença que tenham, podem procurar pais-de-santo ou benzedeiras para buscar a cura.

Finalmente, as ervas encontram-se situadas no ponto médio desse sistema de símbolos na relação entre espíritos e seres humanos. Podem transmitir o conhecimento sobre si mesmas, assim como podem ser um canal para a transmissão dos espíritos. Por serem consideradas pelos entrevistados como "um método" para se aprender sobre a prática da cura, as ervas assumem uma condição diferente das descritas por Loyola, em Santa Rita, e por Pessoa de Barros, no sistema religioso do candomblé.

Aqui não se trata de axé, uma força mágica que provém das ervas que as torna capaz de curar. Os entrevistados se referem a outra capacidade das ervas: a capacidade que elas têm de ensinar.

Nesse sentido, o significado da "origem da sabedoria das ervas" está na própria expressão usada pelos entrevistados, de que "as ervas falam". Não há nada de mágico ou sobrenatural nessa expressão. O que verdadeiramente há é que, para eles, aí está a origem dos critérios que utilizam para classificá-las, atribuindo-lhes o valor da cura para os diferentes males: as ervas têm uma "química" captada por quem as entende. Por isso, as classificações que eles elaboram das ervas se sobrepõem, como se abrangessem um todo que se inicia nelas próprias e não em qualidades atribuídas a elas, como nas classificações científicas baseadas, por exemplo, no número de câmaras do ovário da flor ou nos cortes histológicos de folhas e caules.

São, portanto, do ponto de vista dos entrevistados, metade divinas e metade reais. Desse fato decorre serem compreendidas, em primeira instância, como mágicas e/ou medicinais. São mágicas e/ou medicinais porque "ensinam" a tratar do espírito e da matéria, entes indissociáveis em sua representação do "corpo" e da "doença", conforme analisado pelos autores citados neste capítulo.

Os demais atributos – quente-fria, de mulher, de homem, de criança, para banho ou para chá, etc. – serão analisadas no próximo capítulo, sobre os modos de preparo das ervas, que respeitam, inicialmente, o princípio de que elas apresentam uma "química" a ser entendida.

IV – MODOS DE PREPARO

No capítulo anterior, indiquei que, do ponto de vista dos entrevistados, a origem da sabedoria das ervas está na própria erva: ela representa um método para as práticas de cura. Se, por um lado, as ervas "curam", são reais e a cada uma delas corresponde uma finalidade terapêutica, tanto para males do corpo quanto do espírito, por outro lado, as ervas "ensinam", são divinas e mostram o caminho que determina a cura para tal ou qual doença. Esta representação – as ervas como método – é, portanto, dual, constituindo-se na síntese entre as concepções de que as ervas "curam" e as ervas "ensinam".

A concepção de que as ervas "curam" fundamenta a designação que recebem, por exemplo, de "poderosas", "boas demais" e permite sua classificação, num nível mais amplo, em mágicas e/ou medicinais.

Embora essa não seja uma classificação nativa, ela pode ser apreendida, dados os modos de preparo e o uso das ervas descritos pelos entrevistados. A religiosidade dos entrevistados é um pano de fundo não explicitado, mas parece ser fundamental para o entendimento da representação da doença e da cura.

O uso das ervas para fins mágicos e medicinais relaciona-se ao modo que os entrevistados têm de compreender a doença, refletindo a idéia que possuem sobre a indissociabilidade entre corpo e espírito. De acordo com as suas falas, citadas no capítulo anterior, os males do corpo são conseqüência de problemas espirituais, corroborando o que já tinha sido descrito por vários autores.[55]

Em um dos corredores do Mercadão, encontrei, numa lojinha de artigos religiosos e ervas, um combinado de flor de alfazema e arruda para serem queimadas como incenso, numa defumação. A embalagem artesanal trazia uma etiqueta larga com os seguintes dizeres, que o erveiro fez questão de ler para mim: "Primeiramente é necessário que entendamos que certos vegetais são acumuladores, núcleos energéticos que durante seu crescimento absorvem energias astromagnéticas tão vigorosas como as que compõem a aura humana. Ocorre, no processo de queima das ervas, que todo o potencial energético das substâncias que o compõe é liberado. A defumação tem efeito estimulante para o espírito, produz uma condição receptiva e inspiradora. Excelente prática para predispor o campo mental às coisas superiores do espírito, a defumação eleva o tônus mental e harmoniza o indivíduo consigo mesmo. Recurso benéfico que modifica o teor energético e biomagnético do ambiente fluídico, purificando-o. Esse efeito se comprova pela desintegração de centros de convergência mórbidos, originários do pensamento e sentimento humanos, desagregando também bacilos, microorganismos estagnados em ambientes enfermiços." E prosseguiu, comentando: *"Você entendeu, né? Com as ervas desinfeta o ambiente e o cheiro delas vai levando o espírito para um lugar dentro da gente mesmo; a gente entende melhor que somos matéria, mas espírito também. Isso equilibrado, a doença não vem e se vem, não permanece."*

Pela importância que deu à explicação descrita no rótulo – assim como a sua própria explicação –, ele parecia estar considerando a natureza dual da representação da erva, que "cura" e "ensina", isto é, a erva como um método. Então, perguntei-lhe diretamente o que ele queria dizer com "o cheiro delas vai levando o espírito para um lugar dentro da gente mesmo". Foi, aí, que respondeu: *"É por causa da química dela. Você não ouviu o que eu li pra você aqui"*, traduzindo o que no rótulo estava designado como *"potencial energético das substâncias"*, acumulado pela *"absorção de energias astromagnéticas tão vigorosas como as que compõem a aura humana durante o crescimento"* do vegetal e que é *"liberado no processo de queima"*.

A explicação guarda um princípio de similaridade ou de homologia entre a erva, o homem e o cosmos que revela um modo próprio de elaborar a relação com a natureza, ou seja, uma certa "natureza" diversa daquela produzida pela "Grande Tradição", característica da modernidade.

O esquema, a seguir, representa a relação estabelecida pelos entrevistados entre as ervas e as doenças, descrita no capítulo III. É nesta relação que se elaboram e se legitimam o corpo de conhecimentos sobre as ervas, o valor que possuem, os modos de preparo, sua indicação precisa nas práticas de cura e uma certa concepção de natureza que justifica o fato de a "química" da erva ser um "quase-objeto", "híbrido" de natureza e cultura, nos termos de Latour.

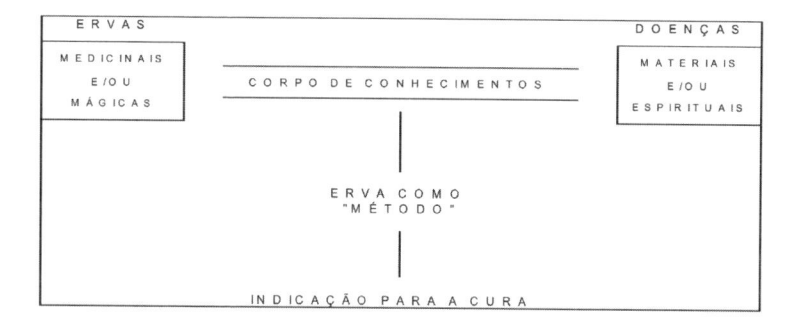

```
┌─────────────────────────────────────────────────────────────┐
│         SISTEMA DE PRÁTICAS DE CURA COM ERVAS               │
├─────────────────────────────────────────────────────────────┤
│  ERVAS                                      DOENÇAS          │
│  MEDICINAIS                                 MATERIAIS        │
│  E/OU        CORPO DE CONHECIMENTOS         E/OU             │
│  MÁGICAS                                    ESPIRITUAIS      │
│                         │                                    │
│                   ERVA COMO                                  │
│                   "MÉTODO"                                   │
│                         │                                    │
│              INDICAÇÃO PARA A CURA                           │
└─────────────────────────────────────────────────────────────┘
```

Caminhando ao lado de um dos informantes ao longo da linha do trem que, conforme já foi mencionado, é um dos limites de Vigário, furei o pé em um prego enferrujado que atravessou a sola do tênis. Fui socorrida, imediatamente, pelos moradores daquele local: *"Traz ela e traz o prego. Tira o tênis. Vamos pingar uma gota bem quente de óleo de cozinha. É porque não tem azeite, que era melhó, né? Agora você leva esse prego, fura uma cebola inteira com ele e deixa numa prateleira acima de sua cabeça, no lugar onde você dorme."*

Essa passagem exemplifica o caráter mágico-medicinal das ervas e sua relação com um entendimento sobre a doença que, do ponto de vista dos entrevistados, é material, mas reflexo de problema espiritual: *"Enfiando o prego na cebola não vai sobrá um micróbio do prego vivo no teu corpo. Morre tudo e vai também descarregá você. Por isso que esse prego entrô no seu pé."*

Um outro exemplo do caráter mágico-medicinal das ervas ocorreu numa conversa com o filho de uma erveira. Ao ser questionado sobre a relação existente entre as ervas mais vendidas e as doenças mais comuns, respondeu: *"Depende do dia do mês. Se tiver dinheiro, compram pra fazer remédio, se tiver sem, compram pra fazer magia pra vir dinheiro".*

O significado da ação curativa das ervas está, portanto, relacionado à solução de um mal material e/ou espiritual e não à condição que lhes é atribuída de "ensinar", isto é, a possibilidade de transmitirem conhecimentos sobre a sua própria ação terapêutica.

Tem-se, então, um nível de classificação das ervas que é bem amplo – medicinal e/ou mágica –, ao qual se ligam subclasses. Reunidas, estas subclasses dão lugar a uma taxonomia das ervas partilhada pelos entrevistados, tanto em Vigário quanto nas feiras livres e no Mercadão.

Um dos critérios utilizados para agrupar as ervas, orientando a indicação para a cura, é marcadamente social. Trata-se da distinção entre crianças e adultos – que tem como fundamento um outro critério relativo à natureza da erva: "fria", própria para as crianças, ou "quente", adequada para adultos – conforme aparece na descrição dada por uma dona de casa entrevistada na feira de um problema pelo qual sua filha passou: "*Ela não dormia direito e nem deixava ninguém dormir. Agitada, dormia falando, acordava virada com a cabeça no lugar dos pé, falava dormindo, tinha pesadelo. Levei pra rezá e a benzedeira mandou dar três banhos de pétalas de rosa branca, aquela de jardim, pequenininha; é porque é criança tem que sê banho de erva fria, é mais mansa, não tem perigo.*" (Dona de casa, 35 anos.)

Dentre os adultos, os entrevistados distinguem as ervas "de homem" das ervas "de mulher", funcionando como mais um critério de caráter social para o agrupamento das ervas. A classificação das ervas, considerando o gênero, é independente de sua natureza "fria" ou "quente", isto é, ervas frias e quentes podem ser usadas igualmente por homens e mulheres, de acordo com o comentário de uma benzedeira de Vigário: "*Amor-do-campo é uma erva fria, boa pra fazê um chá pra inflamação de barriga, sabe, útero, ovário, essas coisa, erva de mulher. A folha de mangueira é boa, mas é perigosa porque é abortiva, por ser muito quente. Não faz efeito em homem não, não é erva de homem; já o guiné é quente e serve pra banho de descarrego p'ros dois.*" (Benzedeira, 68 anos.)

Da fala da benzedeira, pode-se aprender um outro critério de classificação, referente ao modo de preparo e uso das ervas, confirmado em uma conversa com a erveira do Mercadão: "*Foi pena que não começamo separando logo erva de banhar e de beber; agora seria mais fácil, mas não faz mal, a primeira vez é assim mesmo.*" (Erveira, 58 anos.)

Ainda quanto ao modo de preparo e uso, a benzedeira de Vigário refere-se a um tipo de critério, sobretudo na preparação dos banhos, relativo ao uso combinado ou isolado das ervas: "*Outro dia chegou uma moça pra eu rezá. Devia de ter seus quarenta. Um fluído... coitada, não é à toa que sentia tanto mal-estar. Eu cheguei a ficar enjoada depois que rezei ela. Mandei ela pra casa, tomar um banho normal, né? e, por cima, um banho de rosa branca. Só rosa branca, sem misturá mais nada, jogando na cabeça também, de corpo inteiro, não foi só do pescoço pra baixo não.*" (Benzedeira, 68 anos.)

O uso combinado de diferentes ervas distingue ainda entre número par e número ímpar de ervas, como já foi comentado no capítulo III, a exemplo de concepções religiosas do candomblé que são absorvidas fora do espaço específico da religião. Desse modo, o número ímpar de ervas é utilizado para o restabelecimento do equilíbrio da saúde física/espiritual, e o número par usado para a sua manutenção, conforme se vê na fala de um erveiro em uma feira livre: "*Vendi, foi pr'um homem, agorinha mesmo. Tava bem vestido, a gente via que era gente de dinheiro. Vendi guiné-caboclo, corta-feitiço, vence-demanda e abre-caminho. É tudo da floresta. É banho de homem que tá bem na vida, tem quatro erva né? É só pra proteção mesmo. Ele tá certo.*" (Erveiro, 58 anos.)

Ao falar da dupla natureza da doença, esse mesmo erveiro comentou: "*Às vezes a gente pensa que uma dor é problema só do corpo, mas não é. Sabe dor que dá no corpo de cansaço? Então, melhor coisa é um banho de descarrego. Tem que ter número ímpar de erva, né, cê sabe? Bota macassá, oriri, levante, manjericão, alecrim, colônia e saião. Essa mistura é pra quem é de Oxum, que nem você.*" (Erveiro, 58 anos.)

Uma dona de casa que comprava ervas nessa mesma barraca para cuidar de um neto também se manifestou: "*Ah!, era o meu netinho. Fiz um chá fraquinho de balainho-de-velho, é erva fria, serve bem pra criança. Rezei um Pai Nosso, uma Ave-Maria, e dei três colherinhas pra ele. Podia ter feito banho dessa erva também, misturando rosa branca e flor-de-algodão. Tem que fazer 3, 5 ou 7 pra banho de descarrego, né? Ficou bom num instante.*" (Dona de casa, 56 anos.)

O último critério considerado no contexto dos modos de uso e preparo refere-se à parte do corpo que pode ser ou não lavada pelo preparado de ervas. Trata-se da cabeça, cujo valor simbólico a ela atribuído suscita o entendimento de que o saber popular construiu certa "anatomia" e "fisiologia" próprias e diversas daquelas que têm o saber científico como referência. Assim é que, num "box" de ervas do mercadão, uma dona de casa, comentando a ação benéfica de uma erva designada "levante", falou: "*Levante! Ô erva boa de descarrego, mas deve tomá um banho do pescoço pra baixo; é difícil de ter uma erva ou uma situação que possa tomar um banho que molhe a cabeça.*" (Dona de casa, 37 anos.)

As ervas são ainda classificadas de acordo com as diferentes funções que desempenham, como, por exemplo, para "*chamá dinheiro*", conforme a orientação de uma erveira (68 anos) que também é rezadeira e que tem uma barraca em uma feira livre: "*Essa aqui* (mostrando erva-tostão ou pega-pinto) *é pra tirá as folhas e fazer um breve e pendurar por dentro da roupa; vai chamar alguma coisa pra pessoa, vai acalmá alguém, com o patuá chama o dinheiro que não recebe.*"

E complementou, referindo-se à influência da lua, quando disse: "*Quando a lua tá cheia, usa muito banho de acocô só do pescoço pra baixo, é bom pra chamá dinheiro.*"

Outro critério utilizado para agrupar as ervas em relação à função que possuem é a obtenção "da felicidade", de acordo com uma benzedeira de Vigário, que, falando da arruda, afirmou: "*Essa tem muito pretexto, é bom pra banho, defumador, deixá dentro de casa, ou atrás de uma porta que ninguém veja e as perversidades, quebranto, acaba tudo. Chama a felicidade. Na medicina usava também pra fazer pílula pra fazer aborto – arrudina.*" (|Benzedeira, 64 anos.)

Algumas ervas podem desempenhar mais de uma função, como, por exemplo, o confrei: "*Confrei tanto serve pra banho de descarrego como serve pra jarro, plantada pra dar felicidade. Seco serve pra defumador, misturando com arruda, guiné-piupiu ou simples.*" (Benzedeira, 64 anos.)

Além das ervas que, como o confrei, têm função "de descarrego", há o grupo das ervas "do amor".

Uma das erveiras do mercadão diz que "*se for pra pegar o namorado, tem que tomar um banho de amor-agarradinho*" (erveira, 58 anos), mas diz também que o *patchouli* serve para resolver problema mais sério: "*É pro desligamento de um casamento. Pega uma folha, escreve o nome da pessoa que gosta, que quer ter contato e guarda. Toma banho das folhas também, pode quiná ou botar na água quando fervê. Só tem que respeitá o santo, senão dá alergia*".

Com essa observação, a erveira destaca o último critério que pode ser observado entre os entrevistados para classificar as ervas, além dos quatro anteriores: natureza da erva, social, modo de preparo e uso e funções da erva. Este critério é o único que possui uma referência no sobrenatural, representando uma forte herança da tradição religiosa do candomblé: o "santo da erva". De acordo com uma moradora de Vigário, "*folha de tamarindo é de banho, mas serve pra chá também. Só não pode misturar quem é do santo. O santo da erva e o santo da pessoa tem que combiná.*" (Dona de casa, 37 anos.)

Assim, do ponto de vista dos entrevistados, as ervas são classificadas: de acordo com a sua natureza, em frias ou quentes; segundo os modos de preparo e uso, para banho e/ou para chá, combinadas em número par e em número ímpar, simples, só do pescoço para baixo ou de corpo inteiro; considerando-se um aspecto sobrenatural: a erva de cada santo; e, por fim, de acordo com a função que desempenham: atrair dinheiro, felicidade, amor ou para descarregar.

O esquema abaixo sintetiza as informações que permitiram a identificação de uma taxonomia das ervas, revelada durante as entrevistas:

ERVAS MEDICINAIS E/OU MÁGICAS			
Natureza das Ervas	Social/Gênero	Sobrenatural	Modo de preparo e uso / Função
QUENTES / FRIAS	DE HOMEM / DE MULHER / DE CRIANÇA / DE SANTO	DE SANTO	DE BANHO / DE CHÁ / COM BANHO / NÚMERO PAR / COM BANHO / NÚMERO ÍMPAR / SIMPLES / CORPO INTEIRO / PESCOÇO / P/FELICIDADE / P/AMOR / P/DINHEIRO / P/NEGÓCIO / DESCARREGO

A essa taxonomia sobrepõe-se uma outra; a taxonomia referente exclusivamente aos modos de preparo, cuja investigação é básica para a pesquisa de novos fármacos por biotecnólogos, quimiossistemáticos e etnocientistas, pois revela o tipo de substância que está sendo mobilizada para a ação da cura. Em outras palavras, os modos de preparo, tanto para uso externo – "de banhar" – quanto para uso interno – "de beber" –, têm a ver com o efeito que se quer ter da erva, potencializando a sua ação. Desse modo, uma dona de casa que entrevistei na feira, que comprava ervas em uma barraca, fez uma comparação entre o chá e a infusão, afirmando: *"Melhor do que o chá das folha da sucupira é a infusão. Coloca as sete sementes num litro de vinho Moscatel e deixa. Depois de três dias bebe um cálice por dia. Não tira as sementes não. Quero vê dor nos osso que fique."* (Dona de casa, 63 anos.)

Complementando, a erveira, referindo-se à cura do alcoolismo, disse: *"Também é bom botar pau-pereira na cachaça pra quem bebe muito deixá de beber, infusão de pau-pereira parece mágica."* (Erveira, 58 anos.)

Uma moradora de Vigário, elogiando sua própria farmácia caseira, ao enaltecer a beleza do seu "pé" de cidreira, disse: "*Cidreira todo mundo conhece, mas alguns confunde com capim-limão, de todo jeito é calmante. Pra fazer o chá é que tem que sabê. Primeiro a água ferve, depois põe as folha, desliga o fogo e abafa. Não pode deixar cozinhá na fervura as folha, porque o pé da erva morre.*" (Zeladora, 48 anos.)

A preocupação desta entrevistada em alertar para o risco de morte de toda a planta quando uma de suas partes é fervida é comum entre os entrevistados, tendo sido manifestada por eles em diferentes feiras livres, no Mercadão e em Vigário. Contudo, vale destacar que todas as referências são feitas para o aquecimento na água e nunca para a queima à qual a erva é submetida na defumação, um modo de preparo e uso também apreciado, conforme a fala de uma mulher que comprava pau-d'alho no Mercadão: "*Essa é boa demais, é melhor de todas, espanta o mal mesmo; se botá num lugar com brasa, pra fazer defumador, aí é que cheira tudo mesmo. Se tem alguém doente na casa, não tem nada melhor que defumador de pau-d'alho. Faz onde dorme a pessoa.*" (Dona de casa, 49 anos.)

Quando o doente está muito debilitado, a indicação mais comum de modo de preparo e uso é extrair da erva "o sumo", sem aquecer, ingerindo sem diluir, à semelhança do que descreve a dona de casa entrevistada em Vigário: "*Pra verme eu tenho plantado aqui, é erva de Santa Maria. Você soca e tira o sumo, mistura em meio-copo de leite e bebe. Se tiver com espinhela caída, bebe três dias, em jejum. Pode fazer o banho dela sem deixá a erva fervendo no fogo, né, joga na cabeça e tudo, depois de esfriá, morno, né, que o verme desce. O chá só serve se a lua não tivé forte, Cheia ou Crescente, só serve na Minguante – ou o verme fica atacado e sai pelo nariz.*" (Dona de casa, 42 anos.) E, ainda, uma vizinha complementou: "*Pra criança que tá com peito cheio, e tossindo que não passa nunca e o catarro tá preso, o bom mesmo é amassá a folha do saião, uma só e dá o sumo pra criança, em jejum, e uma colherinha de chá de mel, se tiver, pra tirá o gosto ruim.*" (Dona de casa, 62 anos.)

Outro modo de preparo e uso associado à grande debilidade do organismo é a "garrafada", descrito pelo filho da erveira, no Mercadão: "*De catuaba e jatobá você faz garrafada, que é fortificante. A garrafada você faz com base na infusão, né? Gemada é que bate no liquidificador com leite ou cerveja preta e canela, mas não sendo gemada fica em infusão, num vinho ou cerveja.*"

Por fim, o último modo de preparo e uso das ervas associado às ervas "de beber" é o *"lambedô"*, ou seja, um preparado adequado para problemas de pulmão, conforme descrição de uma benzedeira: *"Essa é canela-crioula ou cabocla, pra tosse quando o peito tá cheio e tem que soltá. É muito quente essa erva, só pode fazer à noite quando vai dormir; se tivé chovendo, não dê. Faz um lambedô: põe o açúcar pra queimá na panela, faz aquela caldinha e bota as folhinhas amassadinha. Às vez as pessoa pensa que a outra é fraca do pulmão e não é. Tem que fazê uso da erva que corta o mal espiritual."* (Benzedeira, 77 anos.) O açúcar é um composto vegetal cujo padrão calórico é bastante alto, auxiliando com o aumento do metabolismo celular a ação da erva no organismo.

Das ervas que servem para *"banhá"*, observei ao menos dois modos de preparo. O primeiro segue o modo de preparo do chá, aumentando-se as quantidades de água e erva e evitando-se a fervura da planta, conforme a explicação de uma erveira em uma feira livre: *"Negra-mina, banho ou defumador, santo remédio. Banho do pescoço pra baixo, mas não deixa a erva cozinhá."* (Erveira de 51 anos.)

O segundo foi observado por um erveiro no Mercadão: *"Tem erva que você tem que quiná. Você pega um balde com água e vai esfregando a erva com as duas mãos dentro da água do balde. É um banho diferente. Depende da erva, da pessoa e da doença."* (Erveiro, 58 anos.)

Há outros modos de uso que não implicam um preparo como os descritos anteriormente: *"Quando eu morava em Minas, eu chupava essa flor. Ela tem um mel que é bom pra gripe e pra garganta."* (Dona de casa, 62 anos, falando da flor-de-Macaé.)

Algumas vezes as ervas são usadas da forma como estão na natureza, sofrendo mínima intervenção humana, no sentido de modificar sua estrutura física. Trata-se de um modo de uso, mais do que um modo de preparo. Um exemplo pode ser observado na fala de uma moradora de Vigário, que é cozinheira em um restaurante do centro do Rio, quando diz: *"Eu nunca sinto cansaço. Minha avó ensinou minha mãe, que ensinou pra gente, a usar um breve de artemísia. A gente fica um azôgue: você envolve as folhinhas num papel ou paninho branco e prende no sutiã."* (Cozinheira de restaurante, 52 anos.)

Um modo de uso bem próximo ao descrito anteriormente, sobretudo no que diz respeito ao valor que a erva tem em relação à dupla representação da doença, pode ser observado quando as ervas são usadas *"pra varrê"*, segundo a descrição: "*O pelegum você usa pra batê na casa igual usa guiné pra rezá pessoa. É bom pra tirá o mau olhado que dá aquele mal-estar que não passa com remédio porque é fluído ruim.*". E, ainda: "*O alecrim do campo você usa pra varrê a casa, é uma vassoura, varre os teto, os canto, trazê até a porta da rua, levá pra cozinha e catá. Não jogá em qualquer lugá, jogá numa touceira de planta.*" (Benzedeira, 68 anos.)

Com o mesmo sentido estabelecido pela benzedeira, uma moradora de Vigário fala de outro modo de uso semelhante ao anterior, cujo valor simbólico revela o "poder" da erva nas representações que os entrevistados têm de cura: "O macassá ou catinga de mulata é muito bom pra ter plantado assim, em casa. No tempo ela não perfuma, mas no tempo frio ela perfuma a casa. A vibração fica dentro da sua casa, ótimo para afastar mau fluído, mal-estar." (Dona de casa, 77 anos.)

Por fim, observei, sobretudo no Mercadão e nas feiras, a venda de sementes e cascas de árvores já torradas e raladas para serem usadas de diferentes formas. Um desses usos relaciona-se à tentativa de cura do alcoolismo, que aparece como um problema de saúde freqüente na cidade: "*Vendo muito pau-pereira já torrado e ralado pra botar na comida, pra parar de bebê.*" (Erveira, 52 anos.)

Os modos de preparo e uso estão, portanto, agrupados assim pelos entrevistados: a) fazer infusão; b) quinar; c) tirar o sumo; d) fazer defumador; e) bater ou varrer; f) colocar na água que acabou de ferver e abafar; g) ao natural; h) preparar garrafada; i) fazer breve; j) ralar; l) ter plantado no jarro; m) fazer xarope ou lambedor. Essa classificação tem a ver com o efeito que se quer ter da erva, potencializando a sua ação.

Em sua descrição sobre a ciência do concreto Lévi-Strauss[56] afirma que "toda classificação é superior ao caos", já que introduz "um princípio de ordem no universo". Ele considera que a introdução desse princípio de ordem é uma exigência que está na base do pensamento que nós chamamos primitivo, mas somente na medida em que está na base de qualquer pensamento: pois é "sob o ângulo das propriedades comuns que chegamos mais facilmente às formas de pensamento que nos parecem muito estranhas." Desse modo, o que determina os diferentes modos de classificar é a eleição realizada por cada grupo cultural daquilo que é significativo e na omissão do que não desperta interesse. Assim, para Lévi-Strauss, a capacidade de classificar – "base de qualquer pensamento" – é variar critérios e coerência construídos pelos diferentes grupos culturais que recriam as diferenças dadas pela natureza. Mais do que isso, é ter a capacidade de reconhecer a existência de outras possibilidades de classificação.

O mesmo pode-se dizer da posição assumida por Foucault[57], que, num comentário sobre um texto de Jorge Luis Borges, em que este cita "uma certa enciclopédia chinesa", afirma: "No deslumbramento desta taxonomia, o que alcançamos imediatamente, o que, por meio do apólogo, nos é indicado como o encanto exótico de um outro pensamento é o limite do nosso: a pura impossibilidade de pensar isto."

A adoção do suporte analítico de Latour permite que se defina a classificação como uma operação de "purificação" por meio da qual relacionamos a cultura à natureza, construímos os objetos do dia-a-dia – "quase-objetos" – e a realidade por nós vivida – "híbrida" – de natureza e cultura. Escolhendo semelhanças e diferenças, priorizando certos aspectos em detrimento de outros, ordenamos a realidade e elaboramos uma linguagem em co-autoria com os demais membros do grupo cultural do qual fazemos parte.

A elaboração da linguagem científica, apenas mais uma entre as possíveis, pretendeu a classificação das "coisas-em-si", introduzindo "um princípio de ordem no universo" que fomentou a crença numa natureza "real", "pura" e independente dos homens. Desse modo, simulou a prerrogativa de classificar outras formas de classificar como primitivas. Através desta linguagem, criamos, lemos e interpretamos um mundo cada vez mais "híbrido", envolvendo um número cada vez maior de "quase-objetos", estabelecendo uma "rede" na qual transitamos e nos comunicamos.

Como cada correspondência entre elementos naturais e sociais é uma entre outras possíveis, são infinitas as possibilidades de classificação – tantas quantas forem as possibilidades de atribuição de valor.

Os critérios escolhidos pelos moradores entrevistados de Vigário Geral, nas feiras livres e no Mercadão possibilitaram-lhes pensar, da forma como pensaram, a classificação das ervas e dos modos de prepará-las para curar. De acordo com Foucault[58], "a cada uma dessas singulares alíneas pode dar-se um sentido preciso e um conteúdo determinável." Esses "sentido preciso" e "conteúdo determinável" são assegurados por critérios coletivamente construídos que definem as condições em que as práticas de cura com ervas são reconhecidas pelo grupo de moradores entrevistados como legítimas.

Conforme pude observar nas entrevistas, os critérios considerados para classificar as ervas e os modos de preparo não se referem à forma, ao tamanho ou a qualquer outro aspecto de sua anatomia, o que aproximaria esta classificação da sistemática vegetal. Ao contrário, o que é valorizado para classificá-las são aspectos sociais – "criança, homem ou mulher" –, as funções que desempenham, sua natureza "quente" ou "fria", o aspecto sobrenatural referente ao "santo da erva" e ao "santo da pessoa" e se é uma erva "de beber" ou "de banhar", ponto de articulação com a classificação dos modos de preparo.

Dessa forma, tornou-se possível agrupar como "ervas" vegetais como alho ou cebola e partes de vegetais de grande porte, como sementes, raízes ou folhas.

Alguns desses critérios aproximam a cultura das ervas – "verdadeira" alquimia – da recém-nascida quimiossistemática, ciência que classifica os vegetais considerando a interação das moléculas que os compõem com a matéria viva e que, para os próximos anos, promete reinventar as "famílias" que designam hoje os nomes científicos dos vegetais.

Tentei identificar os critérios de classificação das "ervas" e dos modos de preparo analisando os princípios de sua utilização presentes na articulação das duas taxonomias, já que, nas práticas de cura com ervas identificadas no Rio de Janeiro, os dois tipos de classificação são acessados pelos entrevistados, simultaneamente, como pode ser constatado em suas falas: *"Arnica da horta ou de jardim é boa pra fazê banho se tiver se machucado numa queda, ou o chá ou mesmo o sumo, que se faz socando ela, pra espinhela arriada ou queimadura. O sumo é sem água. É erva fria, pode dar pra criança mas tem que ser pouca, e se for muito pequena, junta com água pra ficá mais fraquinha."* (Dona de casa, 35 anos.) E, ainda essa, que acrescenta à ação humana e à natureza a dimensão sobrenatural: "Essa aqui é negra-mina, um santo remédio pra fluído brabo de homem ou mulher, criança não. Faz o banho, do pescoço pra baixo ou o defumador, queimando as folhas num braseiro." (Dona de casa, 43 anos.) Em outra entrevista, uma erveira, de 58 anos, afirmou que *"a folha de insulina dá num tipo de arvoredo e é muito boa pra problema de açúcar no sangue. Faz chá e vai tomando a miúdo, não muito porque ela traz poblema. Agora, pode fazer o banho e até lavar a cabeça porque ela é muito fresca."* E ainda: *"Muito boa pra fazer defumadô é folha de café, pode misturá com açúcar e sair cruzando a casa. O adulto pode tomar o banho, do pescoço pra baixo, também faz a limpeza de mau fluído e a saúde volta pro corpo."* (Benzedeira, 77 anos.)

Das conversas com os entrevistados, foi possível apreender a relação estabelecida por eles entre o tipo da erva e o modo de preparar e utilizá-la. Assim, tomando as passagens anteriormente mencionadas, tem-se que: 1) a erva que é "boa para banho" e para ser ingerida como "chá ou sumo" é "fria" ou "fresca", pois pode, até mesmo, ser usada por crianças; 2) a erva usada para banho e defumador não pode ser usada por crianças e, portanto, é do tipo "quente".

Deste modo, busquei respostas para as seguintes questões: do ponto de vista dos entrevistados, o que distingue uma erva "quente" de uma erva "fria"? Quais são os atributos de uma erva "boa para banho" e de uma erva "boa para chá" ou "para fazer defumador"? Há características comuns às ervas consideradas boas, simultaneamente, "para banho e chá"? Se há, quais são elas? Ervas consideradas "boas para chá" também servem "para defumador"? Se o modo de preparo potencializa a ação da erva, que condições determinam a escolha deste ou daquele modo?

Comparando-se a classificação das ervas com a classificação dos modos de preparo, ambas explicitadas pelos entrevistados, é possível perceber que são sistemas de classificação construídos a partir de princípios semelhantes. Assim é que, na classificação dos modos de preparo, uma modalidade e outra são mutuamente excludentes na prática de curar determinado mal. Em outras palavras, se a indicação para a cura é um banho, ou a erva será "quinada" ou será "colocada na água fervendo e abafada": "*Essas tem que quinar, as outras prepara no calor da água que fervê, é assim pra poder fazer o efeito.*" (Dona de casa, 66 anos.) E ainda: "*Cidreira é erva pra estado de nervo – erva cidreira –, só chá; não serve pra banho não.*" (Benzedeira, 66 anos.)

A classificação das ervas foi construída com base no mesmo princípio de exclusão: são "quentes" ou "frias", usadas "combinadas" ou "simples", "para descarrego", ou "para o amor", etc. Contudo, tanto uma classificação quanto a outra apresentam também o princípio da complementaridade, isto é, de articulação, tanto vertical, entre as subclasses do próprio sistema, quanto horizontal, entre os dois sistemas. Desse modo, como exemplo de articulação vertical, temos que uma erva pode ser "quente", "de banho", de mulher, de determinado santo, usada simples, do pescoço para baixo e para o amor. Uma outra possibilidade desse tipo de articulação é a erva ser: fria, de banho, de criança, combinada, de corpo inteiro, para descarrego.

Os esquemas, a seguir, auxiliam na percepção de algumas possibilidades de articulação vertical das subclasses do sistema de classificação das ervas, evidenciando a presença dos princípios de exclusão e de complementaridade que fazem parte da forma de pensar – isto é, do processo de escolha da erva para a cura:

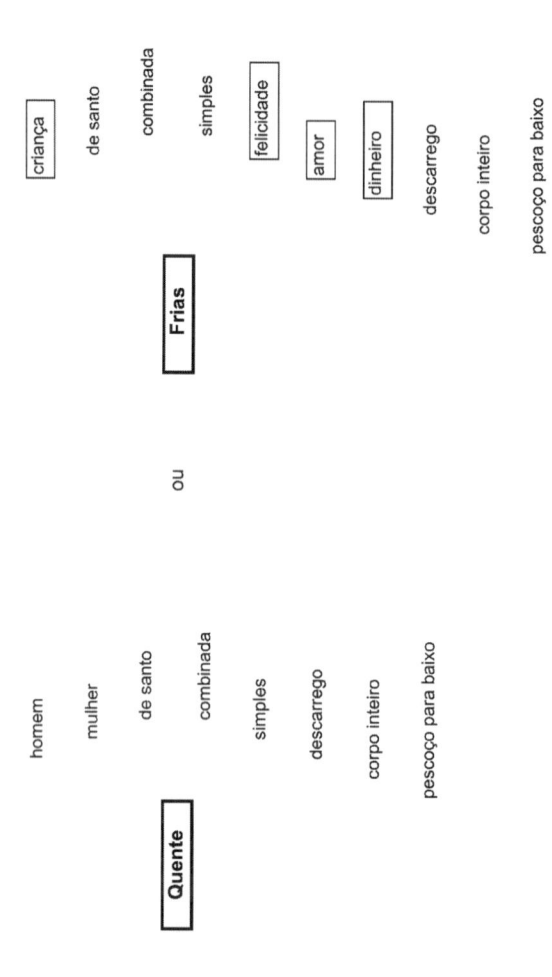

Quente		**Frias**
homem		criança
mulher		de santo
de santo		combinada
combinada	ou	simples
simples		felicidade
descarrego		amor
corpo inteiro		dinheiro
pescoço para baixo		descarrego
		corpo inteiro
		pescoço para baixo

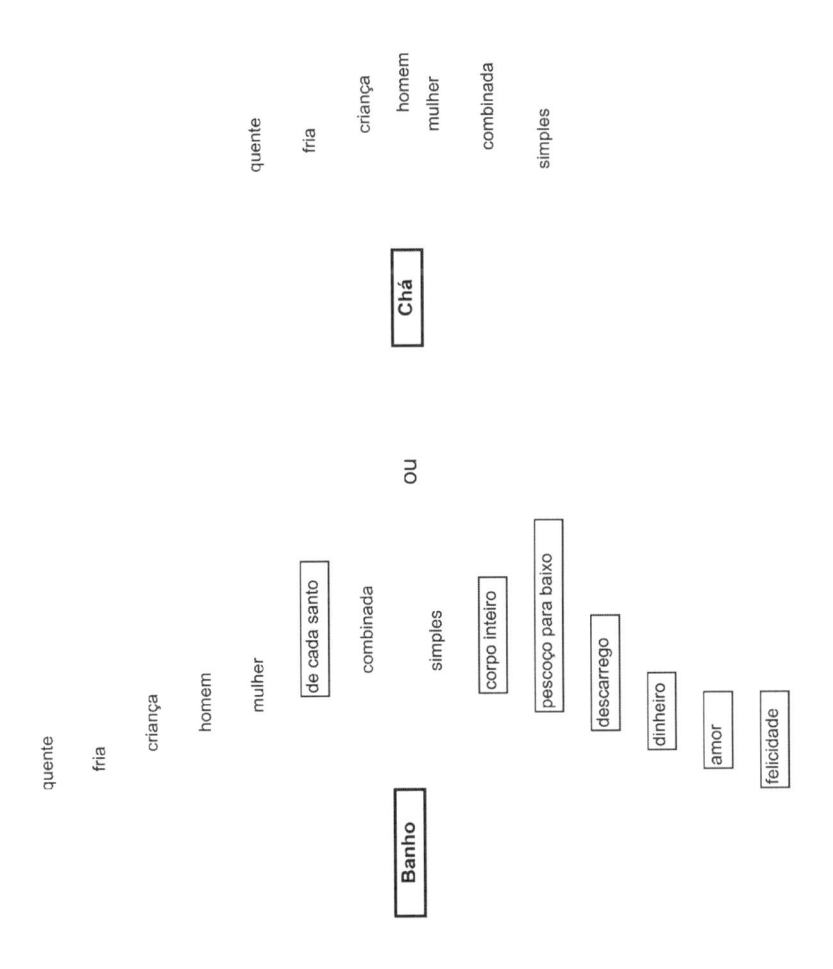

Esquema 1: Possibilidades de articulação vertical entre as subclasses da taxonomia das ervas. Os destaques representam os atributos que diferenciam as subclasses do mesmo par dicotômico (quente-fria, banho-chá, etc.)

Como exemplo de articulação horizontal, isto é, entre as subclasses dos sistemas de classificação – das ervas e dos modos de preparo –, tem-se o seguinte depoimento de uma moradora de Vigário: "*O confrei tanto serve pra banho de descarrego, como serve pra jarro plantado pra dar felicidade. Seco serve pra defumador, misturando com arruda, guiné-piupiu ou simples.*" (Dona de casa, 33 anos.) Segundo esta dona de casa, o confrei pode ser preparado de modos diferentes, fazendo variar a função que desempenha.

Outro exemplo de articulação horizontal – entre a classificação das ervas e de seus modos de preparo – aparece na seguinte fala: "*Levei minha filha pra rezá porque ela tava sempre doente. Não tinha jeito de ficá boa. O guia mandou eu esfregá folha de guiné, uma erva quente, entre as mãos e pediu pra menina respirá ali, em cima delas, três vezes, antes de dormir, durante três dias. Fora isso, deu mais três folhas de guiné pra fazer um breve pra botar debaixo do travesseiro dela, por causa de mau olhado, pra não pegá carga. Ela ficô boa.*" (Dona de casa, 40 anos.) Neste depoimento aparece uma forma incomum de preparo e uso da guiné: esfregar as folhas e cheirá-las. É uma erva "quente" que, usada desse modo, pode ser indicada para uma criança. Essa observação chamou minha atenção para uma característica da cultura das ervas aqui examinada: a experiência é que confere autoridade aos critérios eleitos para classificar as ervas e não ao contrário.

O modo de preparo e uso do alho, "erva" cujos efeitos são amplamente elogiados pelos entrevistados, é na maior parte das vezes relacionado à profilaxia de resfriados. Contudo, uma moradora de Vigário fala de outra de suas funções, num modo de uso pouco revelado e ao qual ela relaciona "histórias de vampiros": "*Com um dente de alho você faz um breve, coloca no porta-seio e deixa. Usa sete dias e depois joga fora quando sair de casa. Não tem mau fluído que pegue no teu corpo. O alho é quente, afugenta os vampiros, é descarrego. Deus nos livre dos mau fluído das pessoas, fica doente, pode até matá.*" (Benzedeira, 77 anos.)

O sentido do termo "experiência" está aqui completamente carregado do aspecto simbólico que toda vivência compreende, dado seu caráter humano.

No Mercadão de Madureira, o filho de uma erveira, que às vezes a substitui no box, fala de uma erva ligada à vivência feminina com uma autoridade que sua experiência de "quase" curandeiro lhe dá: "*Essa erva vende muito. É mais pra mulher, quando tem um atraso de lua. Deixa uma noite no sereno, dentro d'água, e bebe. Amarga muito, é erva quente, mas é bom.*" (Filho da erveira de 58 anos, falando da losna.) A constatação de que algumas ervas "quentes" poderiam ser usadas para chá ou para curar crianças evidenciava alguma contradição entre os depoimentos, sugerindo que afirmações feitas anteriormente – como conclusões parciais sobre as distinções entre ervas "de banho" e "de chá", "quentes" ou "frias", "de criança" e "de adulto", etc. – estariam, portanto, erradas. Algo parecia estar escondido nas entrelinhas das falas dos entrevistados, que não estava sendo explicitado ou percebido.

Nas sucessivas idas ao campo, as seguintes explicações deram sentido à flexibilidade de uso dos critérios de indicação e modos de preparo da erva na experiência cotidiana: *"As erva que são quente têm uma química criada por elas própria que você sente que é muito forte. Guiné, espada-de-são-jorge e outras é muito picante. Para o corpo sensível de uma criança tem que ser suave. O adulto tem a pele mais dura, e mesmo assim, às vezes, os "guia" mandam entrar na água corrente depois do banho com a erva."* (Benzedeira, 77 anos.) E, ainda, como conseqüência de minha insistência para desvendar critérios e regras de preparo e uso: *"Mas você qué sabê uma coisa que é lá do início de tudo, bem do começo dos tempo. O que eu posso dizê é que os antigo já sabiam porque já tinham ensinado pra eles o que as erva são e o que elas têm e fazem."* (Dona de casa, 69 anos.)

A erveira de 58 anos, que logo no início do trabalho de campo se queixou por não termos iniciado as entrevistas separando as ervas para banho e as para se beber, estabeleceu uma analogia entre dois tipos de raízes, reforçando a idéia apresentada pela benzedeira e pela dona de casa: *"Você tem o tinhorão e o inhame, né? Não são parecidos? São iguais, roxo e com batata. Mas o mais venenoso fica enorme, com as folhas grandes. Então, o tinhorão não se pode comer. A gente sente o que a própria planta fornece."* Outra entrevistada na feira disse: *"Ervas que são pra chá são próprias pra tratamento interno, não para a pele, pra banho ou bochecho. Essas de bochecho não fazem mal se engolir um pouquinho, porque pra fazer bochecho você prepara ralinho, né? Até banho é perigoso muito forte."* (Dona de casa, 40 anos.)

Há, portanto, uma forte correlação entre o tipo da erva e o modo de preparo, como afirmei no começo deste capítulo, o que é confirmado com as falas que fazem alusão à concentração dessas preparações e à importância de se diluir em água o preparo de ervas que são muito "quentes", para não fazer mal. A combinação entre as diferentes ervas segue o mesmo princípio de complementaridade, considerando-se os seus elementos constituintes: *"Se uma planta tem uma química que suaviza, que quebra a química braba da outra, que refresca a agressividade daquela outra erva que é necessária, a gente faz a mistura. É igual ao café que você faz. Você pode ter café forte, forte mesmo, até o café feito chá. Depende da quantidade de água que você coloca. Quem diz a água, diz a erva.".*

Termino este capítulo do mesmo modo como o comecei, destacando que sobressai no pensamento dos entrevistados a capacidade que as ervas têm de "ensinar". Uma possibilidade é admitir que os entrevistados consideram que elas ensinam através da "química" que fornecem e que pode ser percebida. Essa é a linguagem através da qual as ervas "falam" e que aparece, mesmo fora do contexto da prática de cura, mantendo, entretanto, o vegetal como protagonista de uma ação em que é necessário obter a solução para um problema, como falou um morador antigo de Vigário: "*Quando a gente chega assim em um local, né, num terreno e diz – ah! aqui não tem água mesmo, e segue procurando a água. É fácil, é só quebrar um galho de goiabeira, os antigos é que ensinaram, e ir caminhando com ele na mão. Vê só se você não sente, dá aquela atração do galho pro chão. Pode furar aí e fazê o poço, vai achar água nesse ponto. Os antigos assim ensinavam e eu sigo ensinando. Eles sabiam das coisas porque outros mais antigos ensinaram a eles. É assim.*" (Aposentado, 74 anos.)

Não deixa de aparecer nesta fala a relação do mesmo tipo da linguagem que também é, neste caso, "química", por meio da qual o galho de goiabeira é atraído pela água presente naquele ponto do terreno. Tendo em vista que a ciência admite a atração entre íons e átomos afins, é possível afirmar que práticas eficazes podem preceder a explicações científicas ou, então, que estão relacionadas ao fato de que conceitos e idéias eruditos circulam na sociedade. Alguns conceitos são escolhidos por determinado grupo cultural em seus contextos sociais misturando-se ao senso comum, sendo reinterpretados para formar um terceiro tipo de conhecimento que não é científico nem popular.[59]

De certo modo, esse mesmo movimento do conhecimento se dá no sentido inverso, por meio do qual o senso comum interfere e, mesmo, contribui para a elaboração das idéias que têm o estatuto científico. É o caso das pesquisas para o desenvolvimento de novos medicamentos que, muitas vezes, se apóiam no conhecimento próprio das populações que utilizam ervas medicinais.[60]

Alguns males e algumas curas servem como exemplo dessa circularidade do conhecimento na sociedade, responsável pela articulação entre conceitos construídos na Medicina Popular e na Científica. Males e curas serão apresentados no capítulo seguinte, sem a pretensão de discernir se determinado conceito é anterior ao saber popular ou científico, tarefa que foge inteiramente ao escopo desse trabalho.

V – MALES E CURAS

De maneira geral, nas diferentes sociedades e épocas, todo estado de sofrimento, mal-estar, dor, desconforto, perturbação ou sua designação abstrata pressupõe, quase inevitavelmente, o estado oposto, positivo, de alívio, assim como o espectro de estados que variam entre um extremo e o outro. É neste espectro que subjazem todos os sistemas terapêuticos ou sistemas de práticas de cura próprios às diferentes culturas.

Para as sociedades ocidentais antigas, por exemplo, o fígado era considerado como o órgão do sentimento, interferindo no equilíbrio do corpo e da mente. Atribuíam-lhe a função de intermediar a relação entre os indivíduos e entre cada um deles e o ambiente, a exemplo de como hoje o coração é considerado pelo senso comum, nas sociedades ocidentais modernas. Desse modo, para tudo o que provocasse bem-estar, saúde, sensação de conforto, etc, usava-se a designação "simpático", ou seja, afim com o fígado, que "combinava" com o fígado da pessoa. Ao contrário, àquilo que fosse motivo de perturbação, doença, desconforto, portanto, desequilíbrio para a pessoa, designava-se "antipático". O sistema terapêutico da Antigüidade baseava-se, portanto, nesta e noutras representações do corpo, fundando uma anatomia e fisiologia peculiares àquelas época e cultura.

Outro exemplo de sistema de práticas de cura e suas respectivas representações do corpo é encontrado no sistema do candomblé. De acordo com Pessoa de Barros[61], "as causas de males e os diagnósticos subseqüentes apresentam-se indissociados da cosmologia e da concepção mágico-religiosa, refletindo o conjunto das relações sociais e os princípios básicos desse universo". Nesta cosmologia, o dualismo corpo e alma não existe, pois "a alma tem qualquer coisa de material e o corpo alguma coisa de espiritual"[62], sendo a doença entendida como desordem físico-mental, ou como distúrbio manifesto em qualquer dos domínios da vida social. A falta de "axé"[63] é característica de todas as doenças que têm, portanto, origem sobrenatural, o que torna obrigatório procedimentos terapêuticos que ressegurem o perfeito relacionamento entre o mundo físico ou natural – o corpo – e o mundo dos Orixás, para intercâmbio de axé.[64] Pessoa de Barros[65] acrescenta ainda que nos procedimentos rituais utilizam-se ervas sob a forma de chás, banhos, infusões que "complementam tratamentos médicos, como cirurgias e demais procedimentos receitados por agências e agentes de saúde estranhos ao ambiente dos Terreiros, que são concomitantemente utilizados pelos adeptos para tratamento de seus males".

Mário de Andrade[66], no livro intitulado *Namoros com a Medicina*, apresenta dois ensaios em que comenta a existência de dois tipos de sistemas terapêuticos: a terapêutica musical e a medicina dos excretos. Ambos revelam a articulação entre saberes e experiências, científicas e populares, expressos em parte nos seguintes trechos: "Já por essas últimas opiniões e experiências citadas, se percebe que, não apenas os excretos podem ter uma ou outra aplicação útil, mas que a própria Medicina Científica justifica em alguns casos a excretoterapia. Ou pelo menos a explica. Porém o que nos importa aqui, para justificar as práticas excretícias populares e mostrar que elas encontravam não a repulsa, mas o beneplácito dos eruditos, é provar que a medicina erudita jamais ficou apenas nessa precária e legítima verificação das virtudes do sal amoníaco".

Sobre o emprego terapêutico da música, Mário de Andrade diz: "Toda a medicina, passando ainda pelo próprio Galeno que dominou a medicina medieval; todo o exoterismo que determinou com audácia verdadeiramente pelotiqueira os efeitos terapêuticos da música, e ainda por Porta que há quatro séculos apenas, ainda podia curar com música todas as doenças... Toda a medicina, até alcançar a idade contemporânea, com um Pinel, um Charcot, um professor Ball, um Dr. Rodrigues Mendez, que sistematizaram o emprego terapêutico da música nos hospitais de alienados; o Dr. Guiband que demonstrou experimentalmente a influência do som e de certas melodias sobre a circulação; ou Tarchanoff que, com as experiências feitas no ergógrafo de Mosso, demonstrou a ação da música na curva da fadiga dos músculos da mão, experiências retomadas e confirmadas por Feré... Está se vendo: Toda a História da Medicina conta as tentativas de empregar a música como elemento terapêutico, para curar tanto moléstias nervosas como quaisquer outras".

Tanto o sistema da terapêutica musical quanto o da medicina dos excretos ou o sistema do candomblé revelam representações sobre o corpo: por mais "tradicionais-populares" ou "religiosas", nenhuma deixa de se remeter ao saber "científico", na maior parte das vezes, para obter legitimação e, mais raramente, para subordiná-lo. A seguinte colocação feita por Júlio Braga[67] sobre as práticas curativas em terreiros baianos mostra a importância dessa referência: "Esta terapêutica, ainda que possa possuir certas virtudes médicas já testadas pela farmacologia científica, como é o caso para um número considerável de plantas, o seu grau de poder curativo está diretamente ligado ao conteúdo mágico-religioso que se lhe empresta".

Dos saberes ditos científicos irradiaram diferentes modelos, tipologias, modos de pensar e ver o mundo que se integraram heterogênea, mas não aleatoriamente, com as diferentes culturas, obedecendo a algumas configurações privilegiadas e padrões ideológicos dominantes na cultura moderna.

A ciência moderna nasce no século XVI comprometida com o ideário iluminista, em que a razão é o instrumento de intervenção na realidade, comprometida com o "progresso" e a "liberdade". É incontestável padrão de referência, desde o fim do século XVIII, devido à forte associação que estabeleceu com o liberalismo e com o modo de produção capitalista, não tendo contudo se difundido uniformemente pelas diferentes sociedades, culturas e subculturas.

Descrever as práticas de cura com ervas entre indivíduos que pertencem a grupos sociais populares da cidade do Rio de Janeiro é, de certo modo, buscar um exemplo dessa falta de uniformidade no processo de difusão dos saberes científicos nas diferentes sociedades. Tais práticas constituem-se em uma forma de resistência à visão de mundo "racionalista", embora seja imprescindível considerar as permanentes referências a seus pressupostos, assim como perceber a complexa articulação que estas práticas mantêm com modos de cultura cuja visão de mundo caracteriza-se por ser mais totalizante, holista[68]. Em outras palavras, as práticas de cura com ervas traduzem uma ciência sobre o corpo própria aos grupos sociais populares, ciência que sintetiza uma visão do "indivíduo" e representações sobre o "corpo" que diferem da anatomia e da fisiologia científicas. Segundo Lévi-Strauss[69], "esta ciência do concreto devia ser, essencialmente, limitada a outros resultados que os prometidos à ciências exatas e naturais, mas não foi menos científica e seus resultados não foram menos reais."

Sistematizar as práticas de cura com ervas para doenças, males e perturbações das pessoas de diferentes classes sociais entrevistadas nas feiras livres do Grande Rio, no Mercadão de Madureira e em Vigário Geral é uma tarefa difícil, devido à grande diversidade de opções de tratamento. Trata-se de esmiuçar e compreender um sistema que atribui virtudes terapêuticas a banhos, chás, infusões, compressas, ungüentos, xaropes, associados a rezas, passes, orações, promessas e simpatias feitos a partir de ervas "frias" e "quentes", combinadas ou não, ministradas por três dias, ou quem sabe, sete, às terças-feiras, ou também às sextas-feiras, na lua nova e de acordo com o santo e o sexo da pessoa, como apresentei no capítulo IV. Contudo, são estratégias que podem ser designadas "pré-constrangidas", como nos fala Lévi-Strauss[70] em sua descrição do bricolage como uma forma de pensamento: "Como as unidades constitutivas do mito, cujas combinações possíveis são limitadas pelo fato de serem obtidas por empréstimo da língua em que já possuem um sentido restringindo a liberdade de manobra, os elementos colecionados e utilizados pelo *bricoleur* estão "pré-constrangidos".

Diversos autores[71] consideram que há um aspecto da cultura das classes trabalhadoras urbanas que se caracteriza pelo lançar mão de diferentes recursos terapêuticos, ao mesmo tempo ou sucessivamente, na busca de soluções para seus problemas e núcleo de questões, que qualificam de "estratégias múltiplas". Para Duarte[72], esse é um traço da cultura examinada do qual os próprios indivíduos que dela partilham têm consciência, por deverem "freqüentemente tomar sérias decisões a respeito do curso e recursos de suas vidas e não ter nenhuma clareza sobre o que melhor lhes pode servir aos objetivos".

Os relatos de que disponho em meu material etnográfico me permitem perceber, em concordância com Duarte, que "o uso [desses recursos] não é aleatório e que nem todas as combinações são possíveis e nem todas as famílias consideram legítimo apelar para qualquer forma terapêutica", seja qual for a gravidade do caso.

Há, portanto, determinações sociais para a escolha desta ou daquela prática de cura e para o modo como se encontram hierarquizadas pelos diferentes grupos sociais. Contudo, existem dificuldades na identificação das razões dessa escolha, que envolvem a articulação de diversos padrões de valores e universos cognitivos. Na fala de um de meus entrevistados: *"Vai ser difícil de você descobrir, as vez, porque a pessoa escolheu essa erva e não a outra. Tem gente que cisma de tomar um banho da cabeça dela, não foi ninguém que mandou não."* (Erveiro, Mercadão de Madureira.)

A dificuldade sublinhada pelo erveiro, neste caso, tem como contraponto o forte poder de referência exercido pelo sistema do candomblé no balizamento das escolhas dos recursos terapêuticos pelas pessoas em suas práticas "médicas" populares.

Da mesma forma, Pessoa de Barros[73] observa a influência de elementos do saber popular no sistema do candomblé, quando afirma que "a classificação de sintomas e doenças geralmente obedece às terminologias pertencentes à Medicina Popular e caseira, cujas práticas estão presentes nos ambientes dos Terreiros".

Duarte[74], buscando esmiuçar e compreender o sistema do "nervoso", destaca a mesma coexistência de vários sistemas e aponta para as diferentes possibilidades de combinações entre eles, quando diz: "Se levarmos em conta as consideráveis fontes de informação disponíveis sobre as representações das perturbações físico-morais em nossa sociedade veremos que o sistema do nervoso não é o único disponível nas classes trabalhadoras ou, mais genericamente, nas "camadas populares" e nem tampouco nas classes médias e superiores. De maneira algo esquemática podemos lembrar que, no primeiro espaço, esse sistema é alternativo ou concomitante a diversos outros sistemas marcados pela referência religiosa, como os do candomblé, da umbanda ou do pentecostalismo, ou mesmo a outros menos explicitamente "religiosos", a que se costumou chamar de sistemas de "Medicina Tradicional" ou de "Medicina Popular". Duarte complementa afirmando que, nas camadas médias e superiores, os sistemas "religiosos" de referência mais comuns são o do espiritismo kardecista ou o dos espiritualismos orientais, assim como o sistema de Medicina Científica, e que as mais inesperadas combinações podem ocorrer entre os sistemas "letrado" e "popular", por não se tratarem de sistemas estanques.

A possibilidade de articulação entre esses sistemas permite afirmar, mesmo que de um modo formal de classificação, que as práticas de cura podem ser de tipo "tradicional-popular", de tipo "religioso" e de tipo "científico". Isso justifica a identificação da categoria "estratégias múltiplas" como um traço da subcultura estudada e, por outro lado, permite supor a presença desse traço também na subcultura científica, principalmente quando percebida à luz do que diz Lévi-Strauss sobre o "pré-constrangimento" como modo fundamental do pensamento.

A diferença entre o modo de pensar do *bricoleur* e o do cientista que, como diz Lévi-Strauss[75], "não é, pois, tão absoluta quanto seria dado imaginar", está presente também no prefácio ao *Nascimento da Clínica*. Aí Foucault[76] enfatiza a mudança do olho de quem observa quando compara dois textos, um que descreve a cura de uma "histeria" por banhos e outro que explica a paralisia geral com a descrição de lesões anatômicas encefálicas. Como ele diz, a distância, para nós, entre os dois é aquela entre a "fantasia" e a "ciência", chamando a atenção para a importância e de se perceber que "a relação entre o visível e o invisível, necessária para todo saber concreto, mudou de estrutura e faz surgir sob o olhar e dentro da linguagem o que estava além ou aquém de seu domínio".

Com base nas objeções de Foucault contra uma visão linear e acumulativa da história da medicina, presente na maior parte das histórias do saber médico às quais tive acesso, à exceção do pensamento de Canguilhem[77], é que considero a coexistência e articulação dos diferentes sistemas de cura, classificados anteriormente como "tradicional-popular", "religioso" e "científico". São as combinações de seus elementos que são privilegiadas por essa ou aquela cultura de diferentes épocas e sociedades.

No fim do século XVIII, a medicina contemporânea exercida nas sociedades ocidentais modernas apresenta seus primeiros sinais de preeminência frente a outros sistemas de cura, marcada pelo "empirismo" característico da "ciência" que se contrapunha às "fantasias" e "superstições" da Idade Média, com toda sua nova ordem terapêutica e "anatomoclínica"[78].

Não me proponho a comparar de forma exaustiva as visões de mundo associadas a esses três universos epistêmicos. Contudo, considero importante, como estratégia para a análise do material etnográfico de que disponho, identificar os pontos de articulação que existem entre esses três sistemas de cura.

Assim é que passo a destacar alguns "elementos" desses sistemas de significação, que foram extraídos do meu material etnográfico, como "elementos" que evidenciam as referidas articulações porque todos os três são parte de uma totalidade simbólica. A identificação desses "elementos" segue a orientação teórico-metodológica de Gilberto Velho e Eduardo Viveiros de Castro[79], que consideram a cultura como "sistema simbólico", ou seja: "Cultura é menos a manifestação empírica da atividade de um grupo (como a definia Tylor) que o conjunto de princípios que subjazem a estas manifestações. Inconscientes mas sociais, essas regras não se encontram no aparelho psíquico "natural" de cada indivíduo, mas definem um sistema que é comum ao grupo". Assim, a cultura não se define pelos seus elementos, o que lhe daria uma conotação fundada num forte substantivismo, e sim pelo sentido que esses elementos ganham numa determinada articulação que lhes permite existir enquanto tais. Nesses termos, essa orientação teórico-metodológica aproxima-se daquilo que Geertz chama de "identificar elementos estilísticos", a que me referi no capítulo II.

Na verdade, o sistema "tradicional-popular" é composto de um universo de elementos bastante diversificados, mas freqüentemente relacionados com os "elementos" do sistema religioso, sendo que, em alguns momentos, se confundem com eles. Da mesma forma, os "elementos" do sistema tipo "religioso" variam de acordo com as diferentes tradições religiosas e suas nuanças. A exemplo do que fez Loyola[80], seria mais relevante distinguir entre essas tradições e nuanças do que entre esses dois tipos de sistemas. Contudo, essa tarefa encontra-se fora do âmbito desse trabalho.

A pesquisa realizada por Pessoa de Barros e Teixeira[81] é bastante esclarecedora em relação à identificação dos "elementos" característicos do sistema de cura do candomblé e das representações que seus adeptos têm do corpo. As referências obtidas através da leitura de Pessoas de Barros permitiram-me sistematizar um corpo temático cujos "elementos" tecem as malhas da estrutura da cultura estudada.

O primeiro "elemento", identifiquei como sendo de "síntese". Ele diz respeito a alguns dos seguintes problemas: em que princípio está baseada a natureza dual da doença: material e espiritual?; o que é considerado por parte dos entrevistados para chegar a um diagnóstico da doença? ou, ainda: por que os entrevistados optam por um banho de ervas como recurso terapêutico, no lugar de tomar um remédio da medicina oficial?

O "elemento" de "síntese" no sistema de tipo "religioso", como por exemplo o do candomblé, constitui-se em torno dos seguintes pressupostos identificados na referida pesquisa de Pessoa de Barros: "No candomblé não encontramos o dualismo corpo e alma"; "a dicotomia mundo-dos-homens/mundo-dos-deuses apresenta-se mediatizada pelo constante encontro dessas duas dimensões da existência, mundo sobrenatural e mundo físico, no corpo dos iniciados habilitados a "receber", isto é, a serem possuídos pelos Orixás"; "o corpo representa um pólo ou centro de forças opostas que devem estar e ser unidas numa relação de equilíbrio complementar; a pessoa é resultado do equilíbrio das diversas partes do corpo, bem como da coerência estabelecida entre o mundo natural e o sobrenatural"; "axé é um conceito que pode ser definido como força invisível, mágico-sagrada de toda divindade, de todo ser e de toda coisa"; "doença sendo entendida seja como desordem físico-mental, seja como distúrbio manifesto em qualquer dos domínios da vida social".

No meu material etnográfico, que classifico como pertencente ao sistema de curas do tipo "tradicional-popular", a "síntese" está presente funcionando como um valor que permite à pessoa pensar a si mesma e ao mundo como partes do mesmo todo. Da mesma forma como ocorre no sistema de tipo "religioso", a não separação entre corpo e espírito gera um entendimento da doença como material e espiritual, e da erva como medicinal e mágica.

No sistema de cura do tipo "científico", o elemento "síntese" aparece nas discussões travadas entre adeptos de duas correntes opostas. Ambas manifestam-se sobre as conseqüências da superespecialização dos médicos, quer seja para exaltá-las, em total concordância com as idéias de "evolução", "progresso" e suposto "aumento de racionalidade", quer seja para condená-las, alegando a perda da compreensão da totalidade do processo de saúde/doença do ser humano.

O *Guia de Medicina Homeopática,* do Dr. Nilo Cairo[82], transcreve, no item "conceitos modernos de patologia", a opinião de diversos autores "de diferentes nacionalidades", como a seguinte, retirada do livro *Die Permeabilitats Pathologie,* do Dr. Hans Eppinger, que serve de epígrafe à referida discussão: "O médico deve considerar como objeto principal a totalidade do organismo e, dentro do possível, dirigir a sua terapêutica num sentido geral..., pois no homem temos que ver as partes subordinadas à finalidade do todo orgânico. Não devem reger, de forma parcialmente especulativa, tão só as idéias baseadas na patologia humoral; melhor seria em oposição à atual Medicina, tendenciosamente especialista, se buscar restabelecer a coesão entre ambas as orientações".

Há ainda outra transcrição feita pelo Dr. Nilo Cairo[83] marcada pela crítica ao saber/poder médico, extraída do livro *A Basis for the Theory of Medicine,* de Speransky, que diz: "A especialização levada a um grau extremo tornou-se o escopo da medicina contemporânea, quer a teórica, quer a prática. Como resultado a ciência médica foi retalhada em partes tanto quanto toca ao objeto ou ao método. Presentemente, inúmeros médicos proclamaram a necessidade de se voltar à forma sintética de trabalho."

A influência do sistema do tipo "científico" sobre o de tipo "religioso" é notadamente percebida na bibliografia consultada. Loyola[84], por exemplo, ao descrever a saúde e a doença do ponto de vista dos adeptos do candomblé e da umbanda, diz: "Quando recebe o espírito de uma pretavelha, ela procura antes de tudo saber se o doente já foi ao médico; em caso positivo, tenta saber o diagnóstico (geralmente o confirma) e recomenda que o doente siga escrupulosamente as prescrições dadas. Dependendo do caso, ela complementa o diagnóstico acrescentando o aspecto espiritual da doença".

Ao descrever as representações da doença e da cura no protestantismo, Loyola identifica a presença do mesmo pressuposto básico ligado à "síntese", quando diz: "Corpo e alma são inseparáveis nas representações dos crentes", observando, ainda, uma articulação com o sistema de tipo "científico", idêntica àquela estabelecida pelo candomblé. Sobre isso, Loyola[85] diz: "A fé e o dom não se opõem ao conhecimento médico, mas, de certa maneira, se superpõem a ele, constituindo um complemento da prática médica".

Essa idéia de uma "síntese" é apresentada nessa análise em primeiro lugar, devido à importância do sistema de valores específico que dela advém para a construção da representação sobre o corpo na cultura das ervas.

Dentro do tema da "síntese", identifiquei outros "elementos" aos quais denominei "mediação" e "complementaridade".

O primeiro, a "mediação", constitui-se em torno de pressupostos como: "Sem folhas, não há orixá". Esse pressuposto pode ser traduzido pelo entendimento de que a erva é um elemento constitutivo da cosmogonia dos agentes do candomblé, de seu sistema explicativo e classificatório, de sua teoria dos orixás: existe uma correspondência entre parte do corpo humano, uma divindade e uma erva curativa, isto é, entre essa erva e o orixá correspondente[86], conforme já foi visto no capítulo III. Por isso, as ervas são elementos de "mediação" entre deuses e homens, transmitem, elas próprias, os procedimentos terapêuticos que, por sua vez, são também mediadores entre o corpo e o mundo dos Orixás, se o sistema considerado é o de tipo "religioso".

As ervas são, portanto, mediadoras num outro sentido além do habitualmente conhecido como capaz de transferir axé: são consideradas um método para obter conhecimento sobre elas próprias, sobre a adequação da cura que podem promover ao mal diagnosticado.

Em vários dos relatos apresentados nos capítulos anteriores, verifica-se a "mediação" como uma forma de pensar. Até mesmo um mal pode ser "mediador" numa cura, como ocorreu, por exemplo, do ponto de vista dos entrevistados, na situação em que sofri o acidente com o prego enferrujado, relatada no capítulo IV.

Outro exemplo da presença da "mediação", que pode ser encontrado no conjunto dos relatos, é o fato de os procedimentos terapêuticos todos, e não apenas as ervas, serem considerados mediadores para a cura, do corpo e do espírito, dada a indissociabilidade dos dois.

No universo epistêmico do sistema de tipo "científico", tem-se, da mesma forma, a presença da "mediação". Ela é reconhecida nos conceitos que elabora, nos objetos que constrói, e que permitem, portanto "mediam", sua intervenção e diálogo com a natureza, criando o próprio mundo e a realidade. Lévi-Strauss[87] trata dessa interpretação da idéia de "mediação" quando, no trecho seguinte, compara o cientista ao *bricoleur* : "Distinguimos o homem de ciência e o bricoleur pelas funções inversas que, na ordem instrumental e final, conferem ao acontecimento e à estrutura, um criando acontecimentos (mudar o mundo) por meio de estruturas, e outro, estruturas por meio de acontecimentos".

Sobre a idéia de "mediação" por meio da construção dos conceitos e objetos de conhecimento pela ciência, Latour explica que há dois modos de caracterizá-los: como simples intermediários entre a natureza e a sociedade ou como mediadores, reconhecidamente híbridos de natureza e cultura. O primeiro advém da visão de ciência que separa as "coisas-em-si" dos "homens-entre-si". Nesse caso, os objetos e conceitos científicos "permitiram a compreensão" das leis da natureza ou o contexto social estaria propício à "aceitação" da existência desse ou daquele conceito ou objeto científico, tornando próximos os dois pólos antes separados. Nas palavras de Latour[88]: "Como intermediários, nada fazem além de transportar, veicular, deslocar a potência dos dois únicos seres reais, natureza e sociedade.".

Sua caracterização como mediadores implica o entendimento de que tanto a natureza quanto a sociedade modificam-se após a elaboração de um objeto de conhecimento ou conceito. Segundo Latour: "Estas metamorfoses tornam-se explicáveis se redistribuirmos a essência [acumulada nas duas extremidades: natureza e cultura] por todos os seres que compõem essa história... Todas as essências tornam-se acontecimentos."

No material etnográfico de que disponho, encontro alguns exemplos significativos que correspondem a essa diferença estabelecida por Lévi-Strauss, de um lado, e por Latour, de outro.

Toda a classificação tradicional-popular das doenças e das ervas e a visão correlata aos males e curas correspondem a "uma estrutura criada por meio de acontecimentos", exatamente porque no "pensamento selvagem" não se tem a separação entre natureza e cultura. As ervas, consideradas mediadoras, nos termos de Latour, "naturezas-culturas", ganham essência. Isso permite a delimitação de um terreno para o estudo empírico sobre as ervas como uma rede sociotécnica dando sentido à questão sobre a "química" da erva que "cura" e "ensina" e à história recente dos medicamentos miraculosos obtidos a partir de manipulação genética de plantas medicinais por meio da biotecnologia. Assim, o conjunto de representações sobre o "corpo", a "doença" e a "erva" ultrapassa as características biológicas, tanto do corpo quanto da erva, estando associado a crenças, mitos, religiosidade, visão de mundo, sociabilidade, técnicas de preparo e sentimentos que fazem parte da vida cotidiana.

Nesse conjunto de representações sobre o corpo que funda uma anatomia e fisiologia próprias ao saber popular, a cabeça ocupa um lugar de grande importância simbólica. Diferentemente da Medicina Científica, não há referência ao cérebro como órgão regulador da vida de relação. Aqui ela é entendida como um valor, isto é, como parte da identidade individual. Por isso, como foi visto no capítulo anterior, as ervas são classificadas, de acordo com esse critério, em ervas "que são usadas do pescoço para baixo" ou "no corpo inteiro". Um banho de sálvia ou erva de Oxalá "*é um banho da cabeça aos pés e o farelinho da erva, deixa na coroa; amarra um lenço branco e deixa por três horas. Depois de tirar o lenço, joga o pozinho da coroa numa planta. Fortalece o anjo e, aí, fortalece o corpo.*" (Dona de casa, 64 anos.)

Males relacionados com a cabeça, como dores de cabeça freqüentes, "*idéia embrulhada*", "*nervos*", "*mal-dormir*" e até "*bebedeira*", por se tratar de um problema "*de quem tem cabeça fraca*", são atribuídos a "*fluído negativo*", "*mau olhado*", "*quebranto*" ou "*encosto*". Nesse caso, as estratégias mais comuns são "*levá para rezá*", "*tomar banho de descarrego*", "*bebê um chá calmante à noite*".

Em alguns casos, as ervas são usadas da forma como são encontradas na natureza, sem serem "*quinadas*" ou colocadas em "*água que acabou de ferver*", como ensinou um erveiro do Mercadão de Madureira a um rapaz que se queixava de "*idéia embaralhada*", sem conseguir concentração para o trabalho: "*Você acende duas velas pro seu anjo e pega essa espada-de-São-Jorge e cruza na cabeça, dizendo, eu creio em Cristo, na força do Cristo e na inteligência de Deus. Depois apaga as velas e vai trabalhar. Tem que cuidar do anjo, ele é nosso maior perigo.*"

A espada-de-são-jorge é considerada pelos entrevistados uma erva quente e, por isso, não deveria ser usada na cabeça. Contudo, como foi visto no capítulo anterior, esse critério pode se alterar de acordo com o mal, o santo da pessoa e com a própria erva utilizada.

Desse modo, ao significado atribuído à categoria "estratégias múltiplas" referida anteriormente, acrescenta-se um outro. Não só é considerado possível lançar mão, para se obter cura, de diferentes práticas concomitantemente, como também uma mesma prática pode servir para diferentes situações, sendo, ela própria, múltipla. Nas palavras de Lévi-Strauss[89]: "Os materiais do *bricoleur* são elementos definíveis por um duplo critério: serviram à maneira do *bricoleur* que cuida das peças de engrenagem de um velho despertador desmontado; eles podem servir ainda para o mesmo uso, ou para uso diferente, por pouco que sejam desviados de sua primeira função". E acrescenta: "Essa lógica funciona um pouco ao modo do caleidoscópio; instrumento que contém também restos e cacos, por meio dos quais se realizam arranjos estruturais".

As demais partes do corpo apresentam, do ponto de vista dos entrevistados, valor equiparável ao designado para a cabeça, dependendo da enfermidade. Em decorrência da religiosidade dos entrevistados e da influência das idéias originárias especificamente do candomblé, o corpo é de natureza dual – matéria e espírito –, um todo indivisível cuja integridade de cada parte contribui para o equilíbrio da pessoa. Em conseqüência, todas as partes do corpo recebem igualmente a mesma atenção e o mesmo tratamento múltiplo. Há, evidentemente, uma variação no conjunto das ervas escolhidas para este ou aquele mal, de acordo com o efeito específico de cada erva e, sobretudo, com o pressuposto básico considerado na forma de pensar dos entrevistados: não tem erva sem significante ou, na palavras de Lévi-Strauss[90], "os elementos são recolhidos ou conservados, em virtude do princípio de que tudo pode servir".

É nesse sentido que identifico o outro "elemento" presente no modo de pensar dos entrevistados: o da "complementaridade". Ele aparece permeando os procedimentos terapêuticos, tanto na combinação entre os tipos de ervas "frias" e "quentes", e na quantidade em que são combinadas, como nas articulações vertical e horizontal entre os dois sistemas de classificação e no valor equivalente que assume cada parte do corpo para a manutenção ou obtenção do equilíbrio corpo-espírito e, portanto, da saúde. Ele se revela também quando procedimentos terapêuticos diferentes são usados, concomitante ou sucessivamente, naquele tipo de conduta designada anteriormente como "estratégias múltiplas". O quadro (Anexo I) foi elaborado com o objetivo de resumir as informações sobre os males e as curas com ervas que foram identificadas durante as entrevistas e que permitiram a delimitação do "elemento" da "síntese" e dos elementos da "mediação" e da "complementaridade" a ele relacionados.

Foram consultadas também algumas publicações sobre curas com ervas vendidas em bancas de jornal ou por ambulantes que comercializam suas mercadorias dentro dos transportes urbanos – trens ou ônibus – que vão do centro para os bairros mais distantes do Grande Rio, como, por exemplo, Vigário Geral.

Alguns similares a essas publicações são distribuídos gratuitamente nas farmácias de manipulação da cidade. Uma das pessoas entrevistadas chegou a me emprestar uma coletânea de receitas selecionadas por ela própria, obtidas da mãe ou da avó e de jornais populares que circulam diariamente no Rio. A terminologia que aparece no quadro é aquela utilizada pelos entrevistados. Não foram feitas referências neste quadro às "rezas", benzeções e "trabalhos" de simpatia e magia relacionados ao "elemento" "sobrenatureza", a ser tratado no último capítulo.

Preocupei-me em incluir cuidados com a alimentação, sempre lembrados pelos erveiros, benzedeiras e donas de casa, sobretudo nas feiras livres.

O pequeno listado em anexo, sobre males e curas, a rigor representa uma gama de intercâmbios, relações culturais e valores presentes nos três diferentes universos cognitivos – os sistemas "tradicional-popular", "religioso" e "científico". Por meio da "síntese", da "medicação" e da "complementaridade", esses três sistemas se articulam na experiência cotidiana vivida pelos entrevistados, revelando sua visão própria sobre males e curas, conforme aparece, por exemplo, na seguinte explicação: *Sabe por que eu não compro remédio de farmácia? Porque é das ervas que eles fazem os remédios ou imitando a "química" delas. A gente que conhece vai comprá pra quê? É até difícil eu vir à feira pra comprá erva. Eu entro mesmo é nos mato perto da minha casa pra pegar direto. Outro dia eu briguei com um erveiro do Mercadão porque ele queria me vender um jaborandi que não era jaborandi de jeito nenhum. A folha era diferente. Aí ele mandou eu quebrar uma e sentir o cheiro. Realmente era igual. Mas quantas ervas têm o mesmo cheiro. Devia até ser da família, mas não era o que eu precisava pro meu caso, e se não combinasse com o santo? Eu só estou aqui hoje porque uma vizinha falou que no terreno que nós pegamos as ervas tá cheio de cobra. Eu não tenho medo porque rezo pra São Bento e ele não deixa fazê mal, cada bicho segue a sua missão sem encomodar, mas acontece que disseram a ela que a Globo comprou aquele terreno e os homens andaram por lá. Sabe como é, tiraram os bichos de suas casas! É por isso que eu vim aqui comprá. Mas antes de enfiarem as máquinas, eu vou lá pra poder fazer minhas infusão e não ficar sem."* (Auxiliar de cozinha, 51 anos.)

Síntese das evidências presentes no material etnográfico, este capítulo permitiu a identificação de um conjunto de valores e "elementos" presentes na cultura das ervas que corroboram representações sobre o "corpo" e a "doença", descritas por outros autores.

Mais do que isso, descrevendo as articulações entre os três sistemas, permitiu a identificação das ervas como um exemplo daquilo que Latour designou como "quase-objeto" ou "coletivo" – objetos humanos e não-humanos – híbrido de natureza e cultura, isto é, que difere da sociedade dos sociólogos e da natureza dos epistemólogos. Com base na definição de Latour[91], as ervas são, portanto, um componente das "redes sociotécnicas": "São ao mesmo tempo reais como a natureza, narradas como o discurso, coletivas como a sociedade", pois sua compreensão envolve a religiosidade popular, representações sobre a "doença" e o "corpo", técnicas de preparo, crenças, histórias de vampiros, sistemas de classificação, benzedeiras, erveiros e o reconhecimento por parte dos entrevistados de que eles são matéria-prima para a fabricação de "remédios de farmácia" que usam a sua "química" ou a "imitam".

Há ainda outros constituintes dessa rede que estão mais explicitamente relacionados aos conceitos de "princípio ativo" e "transgênico" do que o de "química" da erva, verdadeiras traduções desse conceito no contexto do saber científico. A construção desses conceitos envolveu a idéia de Latour[92] sobre as "diferenças de tamanho" entre os "quase-objetos". Em outras palavras, com a mobilização da natureza pela ciência, mais objetos e mais sujeitos concorrem para a constituição dos coletivos, coletivos que são construídos em escalas cada vez maiores.

Assim é que, para proceder à delimitação da rede sociotécnica que vai do axé e da "química" da erva aos "transgênicos", passando pelo "princípio ativo", descreverei no próximo capítulo os novos constituintes que integram essa rede a partir da mobilização da natureza pela ciência. Esse procedimento poderá contribuir, de acordo com Latour[93], para recompor as finas trilhas das circunstâncias aos universais que foram rompidos pelos epistemólogos, cujo legado corresponde a algumas contingências, de um lado, e leis necessárias, de outro, que nos impedem de pensar suas relações.

VI – POPULAR E CIENTÍFICA

Pensar as relações entre os saberes popular e científico por meio da cultura das ervas, buscando delimitar uma rede sociotécnica que aliasse a "química" da erva aos "transgênicos", implicou a escolha de alguns de seus constituintes e a omissão de outros de igual importância e valor.

Os constituintes relativos ao contexto da Medicina Popular brotaram do trabalho de campo, referindo-se ao material etnográfico que fui capaz de arregimentar. Foi a partir desse mesmo material que surgiram as pistas para a escolha dos componentes relativos à Medicina Científica.

As recorrentes referências ao saber científico levaram-me à Organização Mundial de Saúde, como expressão ampla da Medicina Científica no mundo moderno, assim como os "remédios de farmácia" levaram-me à investigação científica para a produção de novos fitofármacos e às indústrias farmacêuticas. Tanto a produção científica quanto a produção industrial sinalizaram para a questão da propriedade intelectual e industrial, indicando, de um lado, as patentes, e de outro, os "transgênicos": estes, como a expressão moderna da "química" da erva.

Para recompor as finas trilhas das circunstâncias aos universais, busquei, em primeiro lugar, verificar se a Organização Mundial de Saúde (OMS) referia-se à Medicina Popular e em que termos.

A OMS publicou um relatório[94] mostrando, após estudos realizados em laboratórios de pesquisas bioquímicas, que numerosas ervas utilizadas tradicionalmente por comunidades que não dispõem de manuais de farmácia ou médicos têm a justificativa para a cura que realizam nos elementos que as constituem. A partir desta constatação, a OMS escreveu: "O mundo em desenvolvimento não deve se remeter exclusivamente a uma medicina de tipo ocidental nem à dos médicos formados no Ocidente para promover os cuidados com a saúde à totalidade de sua população; há necessidade de uma síntese entre a medicina moderna e a tradicional." A OMS preconiza formalmente uma renovação do interesse pelas ervas medicinais e remédios tradicionais, propondo aos países uma ajuda para que promovam programas de saúde melhor adaptados às suas realidades socioeconômicas.

A despeito do que a OMS preconiza ou do incentivo que promete aos governos, a prática de cura com ervas é tão comum na vida cotidiana das cidades modernas como foi entre povos da Antigüidade, antes de a Medicina se constituir como uma ciência, construída nos padrões próprios à modernidade.

Há pelo menos duas razões simples para explicar esse fenômeno. A primeira é que, para os usuários das ervas, os "remédios de farmácia"[95] agridem o organismo, provocando efeitos colaterais. Por este motivo, esse tipo de medicação pode ficar desacreditado, como afirma um dos entrevistados: "*Me trato com erva, há muito tempo, graças a Deus estou viva por causa delas. Fiz uma cirurgia, o médico me desenganou dizendo que eu só ia aguentar o tratamento por três anos porque os remédios eram muito fortes. Ele já morreu e eu... olha eu!*" Outro entrevistado, falando sobre a preferência que dá ao tratamento com ervas por ser mais natural, destacou: "*O problema é que tem que saber usar a erva, mal usada ela é um perigo, pode até matar, tanto pela "química" dela como pelo lado espiritual, a erva é um conjunto.*" Além disso, há referências dos entrevistados ao fato de os "remédios de farmácia" usarem as próprias ervas ou imitarem a sua "química".

A segunda é que o aperfeiçoamento tecnológico conquistado ano a ano permitiu, depois de séculos, investigar e constatar propriedades terapêuticas das ervas já conhecidas empiricamente. Como mostrei no capítulo anterior, o saber "científico" é uma referência para os entrevistados, assumindo um valor "de verdade" junto aos demais saberes.

Dia após dia, nos jornais[96] das cidades, circulam notícias como a seguinte: "Uma nova esperança de tratamento para algumas doenças inflamatórias crônicas cresce nas praias e dunas de areia do litoral brasileiro. Uma das espécies de trepadeiras mais comuns, a *Ipomoea imperati*, revelou propriedades antiinflamatórias tópicas e sistêmicas, ao ser estudada pela cientista Ana Claudia Bensuaski, da Universidade de São Paulo. A base do trabalho foi uma planta do mesmo gênero, a *Ipomoea pes-capri*, usada pelos tailandeses contra queimaduras de água-viva. A grande vantagem da *Ipomoea imperati* é a sua capacidade de inibir a enzima fosfolipase. 'Se conseguirmos bloquear essa enzima, produzida no início da inflamação, podemos criar novos medicamentos para agir contra doenças inflamatórias ainda sem cura', empolgou-se a pesquisadora. Além de agir contra a fosfolipase, as folhas agem sobre a enzima ciclooxigenase (como os remédios comuns) e ainda possuem propriedades antiespasmódicas, inibindo a contração da musculatura lisa intestinal. O teste foi feito em orelhas de camundongos, cobaias, tecidos vivos e produzidos em laboratório. A planta passará, em breve, pelo processo de purificação e teste em humanos."

A reportagem escolhida é emblemática, por sugerir a discussão de alguns aspectos do tema que articula os saberes popular e científico, quais sejam:

– o lugar da fitoterapia na farmacopéia internacional;

– a circularidade do conhecimento na sociedade, das camadas eruditas para as populares e das populares para as eruditas;

– a realização de pesquisas sobre fitoterápicos e etnofármacos em geral para a produção de novos medicamentos pelas indústrias farmacêuticas.

Além desses aspectos, a notícia sugere a formulação dos seguintes problemas:

– Qual a relação entre o saber local sobre as práticas de cura com ervas, próprio às comunidades tradicionais, e esse mesmo saber presente na experiência popular que tem lugar nas grandes cidades e metrópoles como o Rio de Janeiro, presença que empresta um caráter global a esse saber? Dito de outra forma: não teria a OMS reconhecido a fitoterapia como forma de "promover os cuidados com a saúde à totalidade da população" pelo uso extensivo dessa prática, no lugar de justificar sua indicação pela comprovação científica de seus efeitos?

– Qual é o significado social do aparecimento de legislação como o Decreto nº 2.519 de 16/03/98, que promulga a Convenção da Diversidade Biológica discutida e assinada no Rio de Janeiro, durante a Eco-92, por 185 países? Em outras palavras, em que a cultura de uma comunidade ou sociedade que usa ervas para curar é afetada por uma lei que pretende coibir casos de biopirataria, como o de plantas brasileiras patenteadas por países industrializados?

– E, por fim, do ponto de vista de que o conhecimento, os valores, toda a cultura, entendida aqui como "natureza-cultura", são produtos de intenso e contínuo intercâmbio, onde está o limite entre o saber científico e o popular? Isto é, o que há de "científico" no saber popular e de "popular" no saber científico?

O ingresso da OMS na discussão sobre o uso de ervas medicinais por diferentes comunidades, aliado ao interesse pela pesquisa de propriedades terapêuticas das ervas conhecidas empiricamente, por parte dos cientistas, confere à "rede sociotécnica" das ervas duas características preconizadas por Latour em sua definição de redes sociotécnicas genéricas. A primeira diz respeito às diferenças de tamanho entre as "naturezas-culturas", já que, como foi comentado no capítulo anterior, a mobilização da natureza pela ciência reúne mais "humanos e não humanos" na construção dos "coletivos".

Assim é que, além de benzedeiras, erveiros e familiares envolvidos com modos de preparo e uso de ervas para a cura dos males de seus doentes, há pesquisadores ávidos pela identificação e análise dessas ervas, assim como poderes públicos locais, estimulados pela OMS para a implementação de programas de saúde baseados na Medicina Popular. Esse novo contexto, delineado mais claramente no decorrer dos últimos vinte anos, é a "isca perfeita" para o ingresso das indústrias farmacêuticas interessadas em desenvolver e comercializar novos fitofármacos.

A segunda diz respeito ao rompimento com a noção de "temporalidade moderna". Segundo Latour[97], "a proliferção dos quase-objetos" rompe com essa noção, uma vez que esses "quase-objetos" misturam épocas, antologias e gêneros diferentes". Assim é que a utilização das ervas medicinais numa metrópole como o Rio, o incentivo da OMS a práticas de Medicina Popular, a dedicação dos pesquisadores ao inventário das práticas de cura de comunidades locais e o interesse das indústrias farmacêuticas na comercialização de fitofármacos fazem o período histórico em que vivemos "dar a impressão de uma grande montagem. Ao invés de um belo fluxo laminar, freqüentemente teremos um fluxo turbulento de turbilhões e corredeiras". Torna-se mais difícil chamar de arcaio ou irracional o que não avança no ritmo do progresso.

Na introdução ao livro *A Modern Herbal*, editado pela primeira vez em 1931, Leyel[98] faz um comentário sobre a bibliografia consultada pelo autor para escrevê-lo, dizendo: *"It's impossible to give a complete list of the works consulted for reference in the compiling of this Herbal. Mrs. Grieve has of course drawn her knowledge from books as well as from plants."* Demonstrando o valor atribuído à preeminência do saber científico sobre o adquirido pela experiência e sensibilidade, acrescenta: *"As Editor I have confirmed her facts with those in Bentley and Trimen's Medicinal Plants in four volumes, Clarke's Dictionary of Materia Medica in three volumes, and Potter's Cyclopoedia of Botanical Drugs and Preparations. I have also consulted Anne Pratt's Flowering Plants of great Britain in four volumes, Stephenson and Churchill's Medical Bötany in three volumes, Dr. Fernie's Herbal Simples, Rhind's History of the Vegetable Kingdom, and the English and French official Pharmacopoeias."*

Além de sublinhar a preeminência do conhecimento científico sobre a experiência adquirida na vida cotidiana, a disposição de Leyel é uma variação do fenômeno da circularidade do conhecimento na sociedade, quando se observa a prática de cura com ervas em outra escala: o conhecimento científico sobre as ervas baseia-se na experiência popular e esta é, em alguns casos, referendada pelas descobertas científicas.

Desde o século V, a erva denominada "mata-cão" (*Colchicum autumale*) é utilizada para minimizar os sintomas agudos da gota. Em 1819, com a descoberta da colchicina, obteve-se a comprovação da propriedade terapêutica do colchico[99].

Alguns estudos informam que, para a pesquisa etnofarmacológica, é importante observar o uso tradicional das ervas e trabalhar sobre os dados oferecidos pela seletividade popular. De acordo com Souza Brito[100], plantas medicinais são comumente usadas como alternativa viável em regiões subdesenvolvidas onde não há serviço médico. "Manifestações de doenças facilmente identificáveis por pessoas leigas (resfriados, dores de cabeça, tosse) são mais freqüentemente tratadas com remédios caseiros feitos com plantas medicinais. Afrodisíacos e plantas abortivas são também usados freqüentemente, devido a seu forte apelo popular, enquanto outras doenças ou sintomas, como aqueles relativos ao câncer, são pouco reconhecidos no sistema de saúde tradicional. Os dados indicam que a correlação entre o uso popular e a atividade farmacológica experimental é alta".

Segundo Farnsworth[101], "aproximadamente 119 substâncias químicas puras extraídas de plantas superiores são usadas na medicina através do mundo". No referido artigo esse autor apresenta uma tabela comparando os "constituintes de plantas usados como drogas em todo o Mundo, suas fontes e seus usos", na Medicina Tradicional e Científica.

Com base no resultado de sua pesquisa, "74% dos 119 compostos químicos usados como drogas têm o mesmo uso ou uso parecido com o das plantas das quais eles foram retirados." Assim, enfatizando a capacidade das plantas de sintetizar números ilimitados de substâncias químicas e destacando que, de acordo com a OMS, 80% das pessoas nos países em desenvolvimento no mundo dependem da Medicina Tradicional para atender suas necessidades básicas de saúde, sugere que os "futuros programas de desenvolvimento de drogas a partir de plantas superiores devem incluir uma cuidadosa avaliação histórica e também atual da eficácia das plantas como drogas em culturas alienígenas".

Se, por um lado, a sugestão de Farnsworth contribui no sentido de valorizar uma "avaliação histórica" e "atual", por outro revela uma postura etnocêntrica. O entendimento da "eficácia das plantas como drogas em culturas alienígenas" traduz uma visão linear e cumulativa da história do saber próprio às comunidades locais, além de exemplificar, no âmbito da ciência, a forma "pré-constrangida" de pensar definida por Lévi-Strauss, citada no capítulo anterior.

É o "olho" de quem observa que determina a relação entre o visível e o invisível, indispensável para a construção de todo saber concreto, como diz Foucault no prefácio ao *Nascimento da Clínica*. O olhar próprio à racionalidade científica resulta em uma contradição entre os princípios e valores implícitos a essa visão e em sugestões dos atores que a legitimam, como, por exemplo, Farnsworth ou a Organização Mundial de Saúde.

No relatório citado anteriormente, a OMS destaca a necessidade de uma síntese entre a Medicina Tradicional e a Científica. Os termos dessa síntese são contraditórios *a priori*, pois derivam dos pressupostos considerados na distinção entre os dois tipos de saber, assim como da compreensão das possíveis articulações entre natureza e cultura.

Para as ciências modernas, a relação entre natureza e cultura é intermediada pelo princípio "conhecer para dominar". Abrir mão deste princípio para almejar uma síntese ou a concepção de uma "rede sociotécnica" que considere a existência de "quase-objetos", "híbridos de natureza e cultura", exigiria, segundo Latour[102], redefinir "mundo moderno".

Reunir a Medicina Tradicional à Científica seria, do ponto de vista desse autor, mais um dos exemplos de tentativa "de reatar o nó górdio, atravessando, tantas vezes quantas forem necessárias, o corte que separa os conhecimentos exatos e o exercício do poder, digamos, da natureza e da cultura".

Em oposição ao que ocorre no âmbito das ciências, meu material etnográfico está repleto de evidências da existência do "nó" ao qual se refere Latour, na experiência cotidiana da construção do saber popular. Neste saber, a natureza e a cultura estão como malhas de um tecido único, apresentando, contudo, reflexos dos valores peculiares à cultura intelectual em que vivemos.

O simples fato de *"preparar um chá"* de cidreira *"pra tomá pra resfriado, de noite, e também acalmá quem tem nervo"* ou *"quiná o manjericão, pra tomá um banho de descarrego"* evidencia o modo como a natureza e a cultura estão conectadas ao saber popular, experiência cotidiana e representações sobre o "corpo" e a "doença" dos entrevistados. A ciência e a economia, a técnica e a religião, a natureza e a política, que do ponto de vista da Medicina Científica parecem excluir-se mutuamente, não constituem, entretanto, realidades independentes na experiência dos entrevistados, como para essa erveira do Mercadão de Madureira, que disse: *"Se não fosse viajar para Portugal agora em julho, eu ia comprar um computador para colocar a venda das ervas na Internet. Um homem que dá curso na universidade e tá sempre aqui comprando erva com a gente fez isso e diz que vende à beça! Ele sabe menos do que eu. No Natal, ele fez Kitervas e vendeu para banho de final de ano. Tinha macassá, levante e outras, boa pra entrar o ano"*.

Da mesma forma, mas em nível da construção do saber científico, uma investigação sobre os pedidos de patente por parte de indústrias farmacêuticas para remédios fabricados com ervas revela a intimidade entre a natureza e a cultura, principalmente quando observado o fato de que, no Brasil, nenhuma dessas patentes foi concedida, pela ausência de legislação específica. Isso significa que os "remédios de farmácia" produzidos com ervas no Brasil e consumidos pela população não têm ainda registro de propriedade industrial, embora ele tenha sido solicitado e, portanto, valorizado pelas indústrias farmacêuticas.

Trata-se, portanto, de um conhecimento que está de algum modo ligado à vida cotidiana das pessoas, tal e qual ocorre com o saber popular, caracterizado pela impossibilidade de desvincular a natureza da cultura, por ser "real, social e narrado". Ambos – conhecimento científico e popular – são, nos termos de Latour, formas de conhecimento "híbridas".

A formulação de Ianni[103] sobre a "transculturação" e a de Latour sobre a "proliferação dos híbridos", embora tratem de fenômenos diferentes, ressoam uma na outra. Isso ocorre porque tanto a primeira formulação quanto a segunda referem-se a processos que caracterizam a Modernidade. Afinal, se as Grandes Navegações marcam o recrudescimento do processo de transculturação e, se para ocorrer, esse processo engendrou aparato científico e técnico adequado – instrumentos de orientação para deslocamento no mar, embarcações, meios para estocagem de alimento, produção de mapas –, então, elas mesmas representam um exemplo de "rede sociotécnica".

Assim, pode-se afirmar que produtos da "transculturação" são matéria-prima para a "proliferação de híbridos", como, por exemplo, o conhecimento sobre plantas medicinais que foi reunido por naturalistas que integravam a tripulação à época das Grandes Navegações.

Em nossos dias, cientistas permanecem reunindo conhecimentos sobre essas plantas em outras bases, incorporando outros aparatos científicos e técnicos.

Vasconcellos[104], num estudo sobre o potencial biotecnológico de uma planta medicinal (*Physalis angulata L.*), levanta alguns dados da década de 1980 sobre o mercado de plantas medicinais. Sua pesquisa informa que o mercado varejista de drogas de origem vegetal alcançou 43 milhões de dólares em 1986 e que, no mesmo período, o mercado de matéria-prima de plantas medicinais alcançou 1 bilhão de dólares. Além disso, destaca a estimativa de que, no início dos anos 80, os Estados Unidos importaram 34.000 toneladas de plantas medicinais, e a Comunidade Econômica Européia, 80.000 toneladas. Segundo dados publicados em um trabalho de 1996, ainda apresentados por Vasconcellos, as plantas medicinais, preparações fitofarmacêuticas e produtos naturais isolados respondem por 25% dos receituários médicos nos países desenvolvidos e cerca de 80% em países em desenvolvimento.

Vasconcellos considera que os fatores que vêm impulsionando o mercado de plantas medicinais são:

– o resgate do conhecimento das populações tradicionais;

– o preservacionismo da década de 1990;

– a recessão mundial;

– a inacessibilidade dos países de terceiro mundo aos medicamentos produzidos pela indústria farmacêutica.

O contexto que ele apresenta para justificar a importância da realização de pesquisas na área de biotecnologia vegetal é um típico exemplo de "rede sociotécnica" e da "proliferação dos híbridos" de que fala Latour. A partir deste contexto, é possível visualizar a trama formada pelas ciência, política, técnica, ideologia e a economia. Nas palavras de Latour: "Toda cultura e toda natureza estão reviradas aí."

Por não levar em conta a transculturação, os fatores elencados por Vasconcelos não explicam satisfatoriamente a crescente valorização das ervas no mercado mundial.

O contexto social que envolve as ervas, os conhecimentos popular e científico sobre elas, as indústrias farmacêuticas e o mercado mundial de plantas medicinais são melhores compreendidos se tomados como parte da história moderna e contemporânea. Uma história, conforme Ianni[105] diz, "de contatos, intercâmbios, trocas, tensões, lutas, conquistas, destruições e transformações". E acrescenta: "Nesse sentido é que essa história, envolvendo praticamente todos os povos, tribos, nações, culturas e civilizações, pode ser vista como a história de um imenso e longo experimento cultural, ou mais propriamente civilizatório. Um experimento compreendendo todas as esferas da vida social e do imaginário, envolvendo as formas de vida e trabalho, as línguas e as religiões, as ciências e as artes, a filosofia e os estilos de pensamento."

Se, por um lado, esses intercâmbios, trocas, contatos mantêm as diferenças culturais das diversas sociedades, mesmo que em novos patamares, por outro, é possível concebê-los como vetores da formação de uma cultura que é mundial.

Considerando a prática de curas com ervas como parte integrante das culturas das diferentes sociedades em todo o mundo e compreendendo o processo de transculturação como facilitador da construção de uma cultura mundial, é que se torna possível enxergar a elaboração do Primeiro Relatório Nacional para a Convenção sobre Diversidade Biológica como exemplo de um fenômeno social e cultural novo.

No prefácio ao relatório, o ministro de Estado do Meio Ambiente, dos Recursos Hídricos e da Amazônia Legal[106] explica que o documento foi elaborado em decorrência do que dispõe o artigo 26 da Convenção, assinada durante a Eco-92 e afirma: "O Governo Brasileiro espera que se mantenha e mesmo se amplie a cooperação internacional para enfrentar esse desafio, que requer esforço coletivo de toda a humanidade, e que essa responsabilidade será partilhada por todos, em benefício de cada um."

O relatório apresenta as medidas adotadas na implementação dos dispositivos da convenção, reunindo informações obtidas de agências governamentais e de instituições não-governamentais sobre os agravos ao meio ambiente e medidas correlatas. Embora as instituições não-governamentais tenham realizado um evento paralelo à Eco-92, não participando da elaboração da convenção, estão incluídas no relatório, segundo o ministro, "refletindo um esforço conjunto de implementação, compatível com o espírito da convenção."

O referido documento cita ainda a importância decisiva da diversidade biológica no plano econômico, destacando que "é crescente o uso de plantas medicinais, seja pela medicina fitoterápica, seja pela utilização de conhecimentos populares."[107]

Por considerar a extensão e variedade desses conhecimentos como um "patrimônio notável", atribuindo sua origem à presença de descendentes europeus, asiáticos e africanos, somados a grupos indígenas, o relatório destaca no capítulo V: "Brasil. Ministério do Meio Ambiente, dos Recursos Hídricos e da Amazônia Legal. Primeiro Relatório Nacional para a Convenção sobre Diversidade Biológica: Brasil. Brasília, 1998":

– "Contribuição Brasileira para o avanço da Convenção sobre Diversidade Biológica" – um subitem intitulado "Conhecimento de Populações Tradicionais". A importância da inclusão deste subitem está no reconhecimento de que a conservação e a utilização sustentável da diversidade biológica dependem do respeito, da preservação e manutenção do conhecimento, inovações e práticas das comunidades locais e populações indígenas.

O Artigo 8º (j) da Convenção da Diversidade Biológica, ao qual o texto se refere, diz ainda que se deve incentivar a mais ampla aplicação desse conhecimento, inovações e práticas com a participação e aprovação dos seus detentores e, além disso, "encorajar a repartição equitativa dos benefícios oriundos desse conhecimento, inovações e práticas".

O destaque dado no relatório ao reconhecimento do valor deste conhecimento, assim como o incentivo à sua aplicação, surpreende, mas é aceito pela sociedade. A repartição equitativa dos benefícios oriundos desse conhecimento e práticas é que tem gerado polêmica entre diferentes segmentos da sociedade quanto à formulação de leis sobre propriedade industrial, assim como alguma bibliografia de referência, nas décadas de 1980 e, principalmente, 1990.

Os estudos[108] realizados nos últimos vinte anos sobre o uso de plantas medicinais no Brasil e no mundo mostram que a estreita relação entre diversidade biológica e cultural é reconhecida, mas insuficientemente conhecida.

Há uma imensa preocupação com o levantamento desses dados, não só pelo rápido desaparecimento dos recursos botânicos naturais provocado pelo desmatamento, queimadas e pela utilização predatória, como pela influência que as culturas locais recebem da "cultura moderna".[109]

Alguns pesquisadores[110] chegam a afirmar que, na região da Mata Atlântica, "a transmissão oral sobre práticas de cura com ervas, praticada de geração a geração, não existe mais".

Outros estudiosos[111] vêem nos curandeiros locais, sobretudo no Nordeste, verdadeiros repositórios de uma rica transmissão oral dessas práticas. O conhecimento transmitido está "na base de um amplo mercado de diferentes ervas e partes de plantas (sementes, raízes, etc.), óleos vegetais e garrafadas (plantas secas misturadas e maceradas em álcool)", das quais conseguiram obter um inventário preliminar.

Assim é que a rica e diversificada flora brasileira, somada à diversidade cultural relacionada aos modos de uso e preparo, representa um desafio para as investigações, exigindo que sejam desenvolvidas a partir da reunião de pesquisadores de diferentes áreas.

De acordo com Souza Brito,[112] há alguns fatores que justificam a posição dos pesquisadores que afirmam que o período mais produtivo da pesquisa sobre práticas de cura com ervas no Brasil ainda está por vir. São eles:

1 – o número cada vez maior de grupos de pesquisa conscientes da importância e diversidade da herança da sabedoria popular sobre o ambiente e sobre as ervas medicinais e interessados em desenvolver pesquisas interdisciplinares;

2 – a existência de projetos governamentais, em diferentes estados brasileiros, que introduziram a fitoterapia nos serviços públicos de saúde;

3 – o crescente interesse da indústria farmacêutica local em produzir medicamentos originados de plantas;

4 – a atração exercida sobre pesquisadores locais e estrangeiros pelos numerosos e interessantes problemas interdisciplinares relacionados ao tema das ervas medicinais.

Souza Brito destaca ainda que, deste quadro positivo, surgem novos desafios, como a obtenção de financiamento adequado para dar suporte a períodos longos necessários às pesquisas e à formação de recursos humanos para a elaboração e a execução de projetos de pesquisas interdisciplinares. Esses projetos correspondem, na linguagem de Latour, à "proliferação dos híbridos", em decorrência do trabalho de "mediação" ou "tradução" que se desenvolve à revelia dos cientistas, empenhados que estão na tarefa de "purificação".

Latour[113] busca oferecer um referencial teórico para pesquisas de objetos cujas partes pertencem a diferentes corpos de conhecimentos científicos, à natureza e à sociedade, quando diz: "Nós mesmos somos híbridos, instalados precariamente no interior das instituições científicas, meio engenheiros, meio filósofos, um terço instruídos sem que o desejássemos; optamos por descrever as tramas onde quer que estas nos levem. Nosso meio de transporte é a noção de tradução ou de rede. Mais flexível que a noção de sistema, mais histórica que a de estrutura, mais empírica que a de complexidade, a rede é o fio de Ariadne destas histórias confusas."

A pesquisa sobre práticas de cura com ervas à qual se refere Souza Brito envolve inúmeros grupos indígenas e comunidades locais, mobiliza químicos, biólogos, farmacêuticos, médicos, sociólogos, antropólogos, geneticistas e biotecnólogos. Alguns são etnobotânicos, outros quimiossistemáticos. Transmutam-se os termos na tentativa de adequá-los à realidade opaca e infinita em suas combinações, num esforço de tradução do real. A verdade científica produzida na execução da pesquisa articula-os e articula-se com as indústrias farmacêuticas, assim como com as "invenções" sobre as "descobertas", nuance da linguagem ou sofisma que o discurso sobre as patentes pode criar. Discurso que garante o direito exclusivo do inventor sobre aquilo que é industrializável. Daí o surgimento da Legislação sobre Propriedade Industrial, que busca racionalizar ou apaziguar a realidade expressa em artigos de jornal[114] como o seguinte: "Agora, já existem empresas prometendo criar, em laboratório, uma soja que produza uma quantidade maior de um composto natural que pode combater o câncer. O desconhecimento sobre o tema, extremamente complexo, ainda é grande, o debate mal começou, mas as empresas do setor já estão gastando bilhões de dólares em tecnologia e recursos humanos, numa corrida para renovar a produção de milho, soja e outros produtos básicos, que vão de alimentos a produtos farmacêuticos. Mais do que nunca, portanto, faz-se estimular a discussão sobre transgênicos." Próximas da ficção para qualquer moderno, notícias como essa estremecem a relação entre natureza e cultura, desafiando o mito do "conhecer para dominar", que caracteriza a distância imposta, pela modernidade, entre ambas.

Em nenhum outro momento da história do conhecimento científico a idéia de que a natureza é "inventada" ficou tão claramente exposta. Nunca, para um cientista, a natureza pode ser pensada e admitida como cultura, como agora. Tanto é assim que, hoje, se legisla sobre as leis ditas "da natureza", num desdobramento do que antes se pretendia universal e que hoje integra uma cultura mundial, parte do reconhecimento de que há uma nova realidade cultural no mundo. Como Ianni[115] diz: "A transculturação em curso no longo da história e no largo da geografia, processo esse que se acelera no curso do século vinte, com os desenvolvimentos do capitalismo e das tecnologias da comunicação, essa transculturação leva consigo a gênese de uma cultura de alcance mundial. Uma formação imprecisa e indecisa, evidente e presente, na qual se expressam instituições e ideais, modos de ser, agir, sentir, pensar e imaginar próprios de um horizonte mundial. Sem prejuízo de tudo o que pode ser local, tribal, nacional e regional, também se desenvolvem os desafios e os horizontes que se produzem com a transculturação que corre pelo mundo."

A aproximação das formulações de Latour sobre "naturezas-culturas" das de Ianni sobre a transculturação força uma readequação do entendimento sobre o "local" e o "global".

À luz dessas duas noções, a rede sociotécnica das ervas – que liga a OMS às comunidades locais, os centros de pesquisa internacionais aos erveiros, e as multinacionais de medicamentos à Mata Atlântica – facilita traçar o percurso dos fatos e estabelecer relações entre leis universais e contingências, sem que se tenha que abrir mão de uma para examinar a outra.

A utilização do conhecimento local sobre as ervas pelas indústrias, por meio de pesquisas biotecnológicas e de engenharia genética, permite a manipulação genética dessas espécies e a conseqüente criação de organismos modificados – transgênicos. Cultivados por essas indústrias, que de acordo com a Lei de Propriedade Industrial serão detentoras de patentes para a produção desses alimentos ou fitoterápicos, inaugura-se uma nova qualidade de monopólio e de ameaça à biodiversidade.

É certo que a pretensão dessa metalegislação tem por fim último racionalizar relações econômicas, que são também ambientais e políticas, sociais e culturais, permitindo que o jogo entre as culturas nacionais permaneça em atividade. Afinal, "esse é um mundo apoiado principalmente no capitalismo como modo de produção e processo civilizatório. Um processo sempre permeado de identidades e alteridades, tanto quanto de diversidades e desigualdades, mas compreendendo sempre o contato e o intercâmbio, a tensão e a luta, a acomodação e a mutilação, a reiteração e transfiguração."[116] Se não forem racionalizadas, essas relações econômicas poderão culminar num conflito, o conflito do terceiro milênio: a guerra das sementes.

As leis a que me refiro aparecem reunidas no Primeiro Relatório Nacional para a Convenção sobre Diversidade Biológica, do Ministério do Meio

Ambiente, sob o título: "Legislação, Políticas e Programas: Implementando o Artigo 6º da Convenção sobre Diversidade Biológica."[117] São elas:

1 – Lei de Biossegurança, lei nº 8.974, de 5 de janeiro de 1995. Regulamenta os incisos II e V do § 1º do art. 225 da Constituição Federal, estabelece normas para uso das técnicas de engenharia genética e liberação no meio ambiente de organismos geneticamente modificados (OGM).

2 – Lei de Propriedade Industrial, lei nº 9.279, de 14 de maio de 1996. Regula direitos e obrigações relativos à propriedade industrial. Nos artigos que fazem interface com a área biológica, a lei proíbe o patenteamento "do todo ou de parte dos seres vivos naturais e materiais biológicos encontrados na natureza, ou ainda deles isolados, inclusive o genoma ou germoplasma de qualquer ser vivo natural e os processos biológicos naturais".

Não são passíveis de patenteamento as plantas ou animais, excepcionando-se os microorganismos transgênicos, definidos em lei como "organismos que expressem, mediante intervenção humana direta em sua composição genética, uma característica normalmente não alcançável pela espécie em condições naturais". Como falar em "uma característica normalmente não alcançável pela espécie em condições naturais" diante de um espectro tão variado de formas de vida adaptadas a condições ambientais igualmente diversas e que permanecem se modificando ao longo do tempo? Seria, então, "uma característica normalmente não alcançável", mas durante quanto tempo, e depois de que tipos e modos de interação? Ou a cultura mundial moderna aboliu a idéia de tempo tal como foi conceituado até os nossos dias?

Está assim eliminada a possibilidade de que produtos diretamente extraídos da biodiversidade – meramente isolados de seu meio natural – venham a ser patenteados. São passíveis de patenteamento os processos biotecnológicos, mesmo os que recorrem ao uso de microorganismos encontrados na natureza.

A impossibilidade de patentear as ervas extraídas diretamente da biodiversidade aumenta o risco da perda dessa biodiversidade. Uma pequena mudança genética torna qualquer uma delas artigo exclusivo de quem deter a patente. Transformada em instrumento de poder, torna-se mais um dos exemplos bem delineados do que Latour chama de rede sociotécnica, ao mesmo tempo real, social e narrada: evidência da indissociabilidade entre natureza e cultura.

As leis de Propriedade Industrial dos demais países obedecem, entre outros, ao princípio da territorialidade. Consagrado na "Convenção de Paris" (CUP), da qual o Brasil é signatário, esse princípio estabelece que a proteção conferida pelo Estado à patente industrial tem validade somente dentro dos limites territoriais do país que concede a proteção. A existência de patentes regionais, por exemplo, a patente européia, patente africana para países africanos de língua inglesa, etc. não se constitui em exceção ao princípio, pois são resultantes de acordos regionais específicos, em que os países signatários reconhecem a patente concedida por uma instituição regional como se concedida pelo próprio Estado.

3 – Lei de Proteção de Cultivares, lei nº 9.456, de 28 de abril de 1997. Discutida durante cinco anos, protege cultivares claramente distintos de outros já existentes, homogêneos e estáveis, cujas características se mantenham ao longo dos ciclos de multiplicação. O responsável pelo desenvolvimento do novo material genético ou a empresa para a qual trabalhe terá direito de requerer um Certificado de Proteção de Cultivar, que garante a propriedade intelectual e dá direito ao recebimento de *royalties* pela utilização. O certificado pode ser comercializado.

4 – Projeto de Lei nº 306, de 1995. Foi posto em discussão no Senado Federal com o objetivo de estabelecer regras e instrumentos para acesso a recursos genéticos no país. Seria o instrumento básico para normatizar as ações relativas ao intercâmbio de material, especialmente o controle de saída de material genético, seus produtos derivados e o conhecimento a eles associado. Esse projeto pretendia estender o acesso e o uso adequado desse material a uma repartição justa e equitativa dos resultados derivados do uso de tecnologias genéticas e do conhecimento associado proporcionados por sociedades indígenas e comunidades locais.

Essa Lei, se tivesse sido aprovada pelo Congresso, representaria o reconhecimento e a proteção dos direitos das comunidades locais pelo poder público de se beneficiarem coletivamente por suas tradições e conhecimentos e de serem compensadas pela conservação dos recursos biológicos e genéticos.

Considerando os diferentes interesses que regem as relações entre comunidades tradicionais, instituições de pesquisa, setores produtivos e órgãos da administração pública federal, as controvérsias sobre o tema que relaciona biodiversidade e diversidade cultural permanecem acesas, não havendo, até o momento, uma Lei que regulamente a matéria. Em vigor, encontra-se a Medida Provisória 2.186-16/2001, disponível no endereço eletrônico http://www.mma.gov.br/port/sbf/chm/relpub.html#relato que dispõe sobre o acesso ao patrimônio genético e o acesso e a proteção ao conhecimento tradicional associado, a remessa e a transferência de patrimônio genético e a repartição dos benefícios derivados do uso do patrimônio genético e dos conhecimentos tradicionais associados.

A preocupação com o tema da proteção dos direitos de propriedade intelectual das comunidades locais é parte do trabalho de pesquisadores em todo o mundo. Posey[118] publicou, em 1996, um estudo com o objetivo de fornecer elementos para a elaboração de leis, convenções, declarações e resoluções "que possam ser utilizadas para desenvolver sistemas *sui generis* – sistemas novos e únicos – para proteger e compensar comunidades locais e sociedades indígenas por seu conhecimento, tecnologias e recursos biológicos". Pretende, assim, que esse estudo seja utilizado como um modelo para o desenvolvimento desses "sistemas *sui generis*", conforme os designou. Posey diz ainda que a chave para o sucesso dessa abordagem está em convencer governos, conservacionistas e organizações não-governamentais sobre a importância do conhecimento e experiência local para a conservação biológica. A base de sua hipótese está no fato de que o melhor modo de manter a biodiversidade é através do desenvolvimento de mecanismos de proteção e valorização do saber das comunidades locais, tradicionais e indígenas, além de ser esse conhecimento central para o desenvolvimento de opções econômicas tanto para as comunidades quanto para os Estados.

Enfim, a transculturação em curso, iniciada há alguns séculos, parece paciente na revelação de seus contornos e de suas infinitas possibilidades, permanecendo, como Ianni[119] diz, envolvendo "a tradução": "Tanto é assim que se pode afirmar que estas são diferentes formas de tradução: contacto, intercâmbio, negociação, tensão, acomodação, mestiçagem, hibridação, sincretismo, assimilação, aculturação e transculturação. São diferentes formas de tradução, nas quais podem envolver-se distintas linguagens e diferentes modos de comunicação: fala e escrita, forma e movimento, som e cor, literal e figurado, metáfora e alegoria, realista e impressionista, naturalista e mágica, em diversas modalidades de combinações. Ao mesmo tempo, põem em causa modos de vida e trabalho, formas de ser e agir, sentir e imaginar ou estilos de pensamento e visões de mundo. Talvez seja possível dizer que o conceito, por exemplo, assim como a metáfora, envolve uma escala avançada ou mesmo excepcional de tradução. Podem ser diversas, ou muitas, as mediações que povoam a transição e a tradução da matéria de criação ao conceito ou à metáfora. Muito do que é cultura, passando pela literatura e a sociologia ou as artes e as ciências, é simultaneamente produto e condição de múltiplas e complexas traduções. Traduções realizadas por cada autor, em seus múltiplos diálogos, e traduções realizadas por cada um e os muito leitores, ouvintes, espectadores; variando com o lugar e a época, a pompa e a circunstância."

É possível que a circularidade e limites entre o conhecimento popular e o científico ganhem um novo ponto de vista, dadas as condições de vida e saúde, sociais, econômicas, políticas e ambientais das sociedades neste fim de século. Contudo, esse novo olhar não contribuirá muito se não formos capazes, como afirma Latour[120], "de absorver as outras culturas que não mais podemos dominar, e seremos eternamente incapazes de acolher este meio ambiente que não podemos mais controlar. Nem a natureza nem os Outros irão tornar-se modernos. Cabe a nós mudar nossas formas de mudar".

A grande cidade, em seus mercados, feiras livres e periferias, pode ser compreendida como um espaço de contínua e intensa transculturação e tradução nos termos de Ianni e Latour. É preciso conjugar seus pontos de vista para que a observação resulte efetivamente em aprendizado sobre as falências cotidianas, na política e na ciência. É preciso admitir, antes de qualquer coisa, que a população usa ervas para cuidar da saúde. Não o faz por viver em um mundo material muitas vezes inóspito, mas por acreditar na herança de um passado rico de influências, por "viver de acordo com um esquema significativo criado por si mesma."[121]

A leitura de Boltanski[122] pode ser proveitosa para a compreensão da Medicina Popular e de sua interação com a científica, quando afirma: "A escola primária inculca nos membros das classes populares o respeito pela ciência, o respeito por aquilo que é, e ficar-lhes-á para sempre, inacessível, respeito que deve se manifestar pela recusa da pretensão, ou seja, por uma clara consciência de sua própria ignorância, pela submissão aos detentores legítimos do conhecimento médico, os médicos, aos quais se delega até o direito de falar do próprio corpo e dos males que o atingem."

Se, por um lado, meu material etnográfico mostrou a preeminência do saber científico sobre o popular, por outro revelou também a importância desse saber para a configuração de valores como auto-estima, identidade e clareza das diferenças entre a Medicina Científica e a Popular. Mesmo em casos limite, de vida e morte, a certeza da interdependência entre corpo e espírito funciona para os entrevistados como regra heurística para decidir o tratamento. A erva está sempre presente, em forma de banho, chá ou defumador, pelo menos como coadjuvante. Portanto, a comunicação entre a Medicina Popular e Científica pode ser, como acredita Boltanski[123], "imposta pela necessidade de se adaptar ao universo estranho e desconhecido da medicina e dos médicos". Trata-se, assim, de um diálogo mediado pela alquimia que caracteriza uma visão de mundo no seio da qual a cura com ervas torna-se tão possível que passa a ser objeto para apropriação do saber científico.

Esta visão de mundo precisa ser realmente considerada nos projetos "híbridos" referidos neste capítulo, para que seja alcançado o sucesso desejado por Posey. É sobre ela que o próximo capítulo irá tratar.

VII – VISÃO DE MUNDO

A investigação sobre a cultura das ervas realizada entre moradores de um centro urbano como o Rio de Janeiro, em feiras livres de diferentes bairros, no Mercadão de Madureira e numa favela da periferia revelou um dos modos como a sociedade se relaciona com a natureza, dentre outros. As práticas de cura com ervas examinadas – produto e resumo de intercâmbios, relações culturais e valores – correspondem a representações sobre a "saúde/doença" e o "corpo", assim como revelam uma certa concepção sobre a natureza e uma visão de mundo.

A sabedoria popular a elas relacionada é alvo de interesse de outros atores sociais da "cidade grande" – detentores de outra concepção sobre a natureza e visão de mundo –, propiciando um entendimento sobre a cultura das ervas como uma "rede sociotécnica", nos termos de Latour.

De acordo com os dados obtidos durante a pesquisa, há três possibilidades de esta relação ocorrer, do ponto de vista dos entrevistados, e que aparecem mescladas no cotidiano de uma grande cidade como o Rio. Numa delas, o domínio, a intervenção, a devastação e o encurralamento integram o diálogo entre a natureza e a sociedade como vocábulos presentes na linguagem de ambas.

Por um lado, desaparecem áreas verdes que cedem lugar ao *shopping* ou à indústria cuja existência inunda o ambiente de insumos tóxicos em diferentes níveis. Nos centros de pesquisa são produzidos organismos transgênicos, como, por exemplo, tomates ou soja, com capacidade de resistência para superar condições ambientais adversas, assim como microorganismos capazes de produzir substâncias como a insulina, cujos efeitos para a saúde não foram totalmente esclarecidos. Enormes contingentes de imigrantes de diferentes regiões do Brasil ocupam as encostas dos morros e áreas da Baixada Fluminense, competindo entre si por um lugar de servente ou pedreiro em construções de condomínios na Barra da Tijuca e no Recreio dos Bandeirantes. Indústrias farmacêuticas obtêm, em geral por meio do extrativismo, diferentes espécies de vegetais para a produção de remédios, podendo provocar sua extinção, por não possuírem recursos humanos e tecnologia apropriada para o cultivo dessas espécies em áreas destinadas para esse fim.

Por outro lado, há respostas a esse tipo de intervenção, mesmo em regiões distantes da sua origem. Tempestades provocam enchentes cujo efeito devastador destrói partes da cidade e altera a vida de seus habitantes – muitas vezes é impossível controlá-las, mesmo quando previstas. Ventos fortíssimos causam danos materiais e problemas na transmissão de energia e informação que paralisam indústrias e diversos processos produtivos. Mudanças de temperatura e na freqüência das chuvas alteram o ritmo da agricultura, afetando a produção de alimento e as regras da sua comercialização. Com freqüência, a despeito dos avanços científicos e tecnológicos, a natureza apresenta-se como um desafio, algo ainda ininteligível, fora do homem e das sociedades em geral.

Há, assim, uma relação de posse, inspirada pelo desejo de ser dono da natureza, dono da terra, conforme aparece na fala do entrevistado: *"Você precisava ver como era Vigário quando eu era menino. Aqui tinha tudo que é bicho nessa baía e nesse mangue do rio Meriti. A gente pescava à vera, pegava caranguejo e até vendia. Tinha preá, como tem hoje ainda, sapo, cobra e até cotia daquele lado onde havia as árvores mais altas. Magoaram tanto a natureza jogando lixo no rio dessas fábricas aí pra cima... os donos ficaram cada vez mais ricos e a gente cada vez tendo menos pra vendê e pra comê, ela deixou de produzi e não foi só pra nós não. O que tem agora demais aqui nesse canto da baía é defunto que os home joga aí e nem todos os mortos são bandido não. Às vez é engano, às vez maldade. Você vê que não tem diferença entre os dono das fábrica e os home: não têm amor pela vida, não têm pela natureza, aí a natureza se revolta pra salvar a vida, vida e natureza é uma coisa só."*

É assim que, na percepção dos entrevistados, sociedade e natureza se revezam entre aquela que domina e a que é dominada, a que encurrala e a que é encurralada, a que devasta e a que é devastada.

Mas esta não é, como já disse, a única perspectiva da relação entre a sociedade e a natureza. Há outra que diz respeito a uma forma de relação que não é de posse, mas de locação. Na qualidade de inquilinos ou usufrutuários, grupos culturais estabelecem uma ética diferente daquela própria ao primeiro modo de relação, regida mais pelo interesse que pelo domínio, mais pela liberdade de uso que pela devastação, tão rápida e inconsistente, que não lhe permite encurralar, e que lhe deixa a ilusão de poder trocar, reciclar. É esta ética que fundamenta correntes ambientalistas, políticas e programas de conservação. É esta ética que permite a construção de conceitos como ecologia, diversidade biológica e biopirataria, assim como de convenções e leis que permanecem garantindo direitos de uso e comércio, só que por mais tempo, traduzidas na expressão "desenvolvimento sustentável". Nada pode ser mais contraditório que a exploração e a sustentabilidade.

Fala-se em respeitar, preservar e manter o conhecimento, as inovações e práticas das comunidades locais e populações indígenas com estilos de vida tradicionais relevantes para a conservação e a utilização sustentável da diversidade biológica.

Fala-se, ainda, em encorajar a repartição equitativa dos benefícios oriundos desse conhecimento, inovações e práticas.

Sem pretender julgar o mérito do movimento social que gera condições para a discussão e a construção de um projeto de lei que se preocupa com o conhecimento de comunidades locais e populações indígenas, é impossível negar o caráter utilitarista do paradigma da locação no qual está imerso, claramente percebido pelos entrevistados, como aparece na seguinte fala: *"Um dia eu sonhei um pesadelo, que quando eu chegava aqui pra vender as ervas, todas elas eram secas e não adiantava usá ela assim, não faz efeito, só fresca, só viva como a pessoa é viva. A gente sabe que tem remédio de farmácia que é feito com as ervas que eles sabem que dá certo e que vai vendê porque eles procuram sabê o que o povo usa por tradição, assim, que nem você. Mesmo que fosse o caso desse remédio ser melhó, coisa que a gente sabe que não é, o povo não poderia comprar. Não tem algo errado nisso? Para nós isso é um desperdício de erva, para eles é dinheiro, tem quem compre até fora daqui, eu já não te falei de vender pela internet?"*

Formalizam-se, assim, contratos entre as sociedades e a natureza, uma natureza que, do ponto de vista do entrevistado, como no primeiro modo de relação, é concebida pelos outros como fora do homem.

Ambas as formas anteriores de relação entre sociedade e natureza diferem da vivenciada pelos entrevistados em seu cotidiano. Para os entrevistados, a relação com a natureza e o ambiente, permeada pelas questões relativas à saúde, tem como fundamento uma concepção sobre a natureza. Há uma certeza de que os homens são, eles próprios, parte da natureza, como os outros seres vivos e, portanto, não são donos ou inquilinos.

A natureza, o conhecimento sobre as ervas, as técnicas, métodos e modos de preparo de poções, doenças e doentes, benzedeiras e erveiros compõem um todo organizado que dá significado à vida e dá vida a significados. Desse modo, são construídos sistemas de referência que têm por fundamento a concepção popular sobre o modo como o mundo funciona. Esses sistemas norteiam a eleição de causas que geram determinados efeitos. São a base para explicações de como e por que se adoece. Possibilitam a elaboração de justificativas para a escolha dessa ou daquela terapia. São, em síntese, balizadores para modos de agir e conduzir acontecimentos que refletem uma certa ordem ou visão de mundo.

Concepções, explicações, justificativas, modos de agir e pensar que são constantemente remexidos e reordenados nas experiências cotidianas que desafiam a todo momento suas certezas, como no seguinte depoimento: *"Um dia, minha filha, eu já tinha ido deitar, eu e minha neta, e a mãe dela começou a gritar da sala: Entrou uma aranha enorme no quarto de vocês, levanta, levanta para matar! E gritava sem parar. Minha neta ficou irritadíssima com o nervoso da mãe, estava louca de sono e cansaço, depois de um dia inteiro de luta no trabalho e apenas disse: 'Reza vovó, reza para ela não nos fazer nenhum mal!' e dormiu. Minha filha, o que não vale acreditar no poder da oração! Falei muito com Deus. Disse a ele que eu sabia que ele não tinha criado nada errado, nada que não tivesse utilidade na natureza, mesmo que a gente não compreendesse bem direito. Então aquela aranha servia a algum fim e tava desviada do caminho dela ali no quarto. Orei pra São Bento para que ela encontrasse o destino dela, não subisse pelos quatro pés da nossa cama, não nos fizesse nenhum mal porque não era para isso que Deus tinha criado ela. Sei que todos os bichos e todas as plantas têm uma finalidade na natureza, uns para com os outros e pra nós. Orei porque tenho certeza disso. Dormimos. Pela manhã, quando abri a porta do quarto, tinha um pano no chão, fechando a passagem por debaixo da porta. Imagina, que dor! Aquela filha nem ligar que dentro do quarto tinha duas pessoas dela, a mãe e uma filha! Só se importar com ela mesma e colocar o pano para a aranha não passar de volta! Mais tarde, ao arrumar o quarto, minha neta grita: 'Vó, a aranha!' Cadê? perguntei. 'Está morta', ela disse. Morta!, mas não foi pra ela morrê que eu rezei! Não disse, vó, que se você rezasse, ela não ia nos fazê mal! Eu não disse, não disse? Eu sabia!' Guardei a aranha nesse vidro, como prova do poder da oração, e principalmente como prova da fé, da certeza de como a natureza é, de como Deus fez tudo certo. Se estamos sintonizados com essa harmonia, essa ordem divina, nenhum mal pode nos acontecê, somos parte dela. Você viu só?"*

A fé de que fala a entrevistada decorre de uma determinada forma de compreensão, de um entendimento peculiar sobre o funcionamento da natureza, do fato de acreditar que na natureza há determinada harmonia entre seus elementos; relações específicas que os seres vivos estabelecem uns com os outros; um tipo de ordem depreendido em cada observação feita e que se contrapõe ao caos provocado quando o homem intervém como se estivesse atuando "de fora" da natureza.

A cultura das ervas é um caso particular deste modo de compreender o funcionamento da natureza como um todo do qual o ser humano faz parte.

Atuar "de fora" é um ponto de vista impossível de ser considerado, mesmo por aqueles que recorrem apenas eventualmente a essa "fé" de que fala a entrevistada.

A cura com a erva implica a certeza da sua eficácia, a crença em seu poder, que, como foi falado pelos entrevistados, está na sua "química".

A compreensão do conceito de "química" envolve três aspectos complementares.

Em primeiro lugar, "química" implica o respeito a critérios de classificação como: a natureza da erva (fria ou quente); modos de preparo e uso (para beber ou para banhos, combinadas em número par ou ímpar, simples, do pescoço para baixo ou de corpo inteiro); a 'sobrenatureza' da erva (a erva de cada santo); a função que desempenha (para chamar dinheiro, amor, felicidade ou descarrego); e se o doente é criança, mulher ou homem.

Em segundo lugar, além de todos os critérios de classificação serem considerados ao mesmo tempo, na maioria dos casos de diagnóstico e escolha da terapêutica são considerados também fatores "ambientais", isto é, para além da erva e do doente, como, por exemplo, o dia da semana para realizar o tratamento, que pode estar relacionado ao dia do anjo da guarda da pessoa, a fase da lua, o período do dia (manhã, tarde ou noite), o canto ou a oração. Esses fatores, mais do que potencializar a "química", como acontece no candomblé, são efetivamente parte dela, mais uma razão pela qual os "remédios de farmácia" feitos com ervas "não são tão bons", apesar de baseados na sabedoria popular. Extrapola à natureza da erva, o que ela tem de sobrenatureza, o que na verdade, para os entrevistados, é parte da maneira como concebem a própria natureza e que aparece na dupla representação que têm da doença – material e espiritual – e da erva – medicinal e mágica, por exemplo.

Assim, pode-se afirmar que a oração, quando proferida por benzedeiras na região urbana do Rio e periferia, muitas vezes utilizada e muitas vezes mantida parcialmente em segredo, é parte da "química" da erva, é parte da cura com a erva, é parte da cultura das ervas.

Se por um lado, nas curas xamanísticas, as orações podem induzir o doente a compreender sua situação e conduzi-la a um desfecho, por outro, para os entrevistados, a sobrenatureza é parte indissociável da natureza, quando afirmam: "As ervas só curam porque Deus quê".

Essa indissociabilidade pode ser observada, por exemplo, na cura do mal da erisipela, descrita a seguir: "*Você tem que pedir à pessoa que traga um maço de salsa, um pouco de azeite e água limpa. Dividi o maço em três montes de três galhinhos pequenos. Lava a salsa em água limpa de beber. Coloca em um recipiente a água e o azeite. Mergulha os três montinhos de três galhinhos de salsa. A pessoa que reza tem que se ajoelhar em frente da pessoa doente e colocar um jornal para a pessoa botar o pé, sem sapato. Tira o primeiro montinho de salsa molhada e cruza na perna da pessoa de cima pra baixo e da direita pra esquerda, dizendo a oração: 'Pedro e Paulo foi à fonte e com Jesus Cristo encontrou. Pedro e Paulo, o que há lá? Senhor, erisipela má. Pedro e Paulo volta atrás, leva erva do monte, água da fonte e o azeite, vá curar.' Repete esse ritual mais duas vezes. Tem que ter muito amor pelo semelhante, desejo de vê-lo curado. Tem que dizer à pessoa que ela mesma tem que repetir o mesmo ritual durante três dias, não precisa mais dizer a oração, ela não sabe porque não é para ensinar para a pessoa não.*"

O gesto de cruzar tem uma carga simbólica muito grande e é realizado em outras rezas com ervas constituindo-se em uma linguagem através da qual a benzedeira e o doente dialogam sobre o processamento da cura com a erva.

A diferença entre o xamã e a benzedeira é que, para os entrevistados na cidade, o princípio da indissociabilidade entre natureza e sobrenatureza é regente da ordem do mundo e, por seu intermédio, cada entrevistado compartilha a idéia de que natureza e vida são a mesma coisa e ambas são dons de Deus. Portanto, ele, como ser vivo, é parte da natureza e de Deus. Como parte da natureza e de Deus, ele é o seu próprio xamã. Sabedor das orações, planta ou busca as ervas em qualquer das feiras livres espalhadas pela cidade ou no Mercadão de Madureira, e trata de sua saúde e dos seus invocando a tradição e a "química" da erva.

Aí reside o terceiro aspecto presente na compreensão do conceito de "química" da erva, que se soma ao respeito aos critérios de classificação e à consideração de fatores "ambientais", entre os quais a oração: a fé em si mesmo como parte de um todo que é Deus, que, em conseqüência, lhe dá o poder de curar e ser curado por meio da erva.

A fé em si mesmo decorre da convicção de que a natureza e a sobrenatureza são uma coisa só: *"Nunca fui a médico nem levei meus filhos e netos, mas não é porque sou pobre. Eu sou é rica porque, quando preciso de remédio, eu falo com Deus, vou no quintal, olho a natureza e encontro a erva que preciso. Deus é muito bom porque botou a nossa disposição tudo que precisamos. É só ouvir a voz que você tem dentro e as erva certa é como se chamasse você."*

Assim é que a natureza e a sobrenatureza se sobrepõem, tanto quanto todos os critérios de classificação identificados e descritos no decorrer desta pesquisa; a fé de que se é parte da natureza na compreensão das relações entre saúde e doença e da cultura das ervas.

Usados como ferramenta para pensar a saúde e a natureza na vida cotidiana, esses três aspectos que compõem a compreensão da "química" da erva são partilhados por parentes e amigos dos entrevistados: *"Você pode até conversar comigo sobre os usos das ervas porque fui aprendendo, mas eu só vim aqui mesmo para trazer a minha mulher e a minha cunhada. Ela mais do que ninguém conhece e muito ajuda a gente, a família toda e quem bater na porta."*

Com base no conceito de "química" e nos três aspectos que o explicam, o corpo social sugere múltiplos sistemas para a manutenção da saúde que mesclam, como já foi dito, em outro capítulo, várias estratégias: *"Eu levei a menina ao médico, porque a médica que fez o parto me orientô pra fazer assim sempre, mas a mamãe não sossegô enquanto não deu os chazinhos dela pra ela. Ela melhorô bastante, mas tive que levá pra rezá, porque era ventre virado."*

Essa forma plural de pensar e buscar a cura tem a mesma lógica da construção do conceito de "química". Mesmo estando o primeiro no nível da ação e o outro no da cognição, ambos são parte da cultura das ervas, da qual compartilham os entrevistados na cidade do Rio de Janeiro.

O vocábulo "química" é usado metaforicamente na linguagem popular. Foi cunhado na ciência, mas no saber popular aparece como algo mágico, remetendo-nos à alquimia – evidência da superposição entre o presente e o passado. É na "química" que, tal e qual na alquimia, fundamenta-se todo o "poder" atribuído às ervas pelos entrevistados.

Com o surgimento da Química, os cientistas passaram a investigar a natureza química da matéria, isto é, as substâncias que a compõem e caracterizam. No caso da pesquisa sobre ervas medicinais, algumas dessas substâncias mostraram ter caráter terapêutico, agindo nos organismos e provocando neles algum tipo de efeito, resposta ou mudança. Desse modo, essas substâncias geraram, no âmbito da Química, a designação genérica de "princípio ativo": substância ou substâncias constitutivas das plantas responsáveis pela sua ação química quando da interação com outros organismos.

Como método terapêutico, a eficácia das ervas é reconhecida tanto pelo saber popular quanto pelo científico, que oferecem, cada qual a seu modo, um sistema explicativo para a cura, sujeito a interpretação.

Para a ciência, isolar o "princípio ativo" da planta medicinal para a fabricação de medicamento é o procedimento equivalente, o reflexo especular do reconhecimento de que é a "química" da erva que cura, como do ponto de vista do saber popular, nos termos já discutidos nas páginas anteriores.

Enquanto o saber científico busca a causa final para a propriedade terapêutica e o respectivo protocolo experimental para a produção industrial – objetos da patente –, o saber popular considera a planta como um todo. Nem por isso poder-se-ia afirmar que a cura, no segundo caso, é psicológica, mesmo quando não há ingestão do suposto "princípio ativo".

Na cura do mal de erisipela, usado como exemplo anteriormente, a erva é molhada numa mistura de água e azeite e passada sobre a pele do membro que possui o ferimento. A pele é considerada o maior órgão do corpo humano, através do qual substâncias são expelidas e absorvidas. Embora essa observação seja pouco importante para a cultura das ervas, já que a "química" da erva tem, neste sistema explicativo, um significado próprio, para o saber científico a observação dos modos de preparo e da forma de administrar o remédio ao doente é ponto de partida para a pesquisa de novos medicamentos industrializados.

Por outro lado, o conceito de "química", por ser mais abrangente que o de "princípio ativo", é satisfatório para explicar, por exemplo, que *a dor de cabeça da minha filha passou completamente quando aquela senhora rezou a cabeça dela com galhinhos de arruda, fazendo várias vezes o gesto de cruz. A menina estava enlouquecendo de dor, não havia remédio que desse jeito, o lábio já tava até branco, sabe? Eu só ia vendo aqueles galhinhos irem murchando e ela trocando por outro viçoso, um atrás do outro, até que não murchou mais. Eu fui pegar os que ela jogava no chão, ela não deixou eu pegar. Mandou a menina voltar. Ela foi lá mais umas duas vezes para o mesmo ritual e depois nunca mais voltou. Não sentiu mais nada, graças a Deus.*"

Que interpretação poderia ser dada para este caso de cura em que a erva não entra em contato com o corpo do doente? O conceito de "química" da erva fornece uma contribuição à solução desta questão, uma vez que traduz para o nível da vida cotidiana dos entrevistados, mais especificamente para os tratos com a saúde, sua visão de mundo, com base na qual constroem seus múltiplos sistemas de referência. A cultura das ervas e, conseqüentemente, a cura por meio das ervas têm relação com a certeza de que a natureza e a sobrenatureza são um ente único, certeza esta partilhada pelos doentes e seus familiares, erveiros e benzedeiras.

Os conceitos de "química" e "princípio ativo" que a pesquisa permitiu contrapor são expressões das visões de mundo que os conceberam.

Tomados separadamente como variáveis num experimento de laboratório, pareceriam entes reais. Afinal, já é lugar comum na epistemologia reconhecer a capacidade de reificação do paradigma cartesiano que engendrou o pensamento científico moderno. Assim como o conceito de "princípio ativo", o experimento idealizado para identificá-lo só é possível de ser realizado do ponto de vista deste paradigma, com base na concepção de natureza que ele adota.

Ambos – "química" e "princípio ativo" – poderiam ser bem compreendidos por meio de uma metáfora: são como uma escultura, ou como um cristal, ao mesmo tempo datados e eternos, existindo entre períodos estilísticos ou geológicos que deram origem a outras esculturas ou a outros cristais. Contudo, à imutabilidade da obra sobrepõe-se a flexibilidade do pensamento que a gerou, capaz de influenciar e de ser influenciado, num processo infinito de metamorfoses, que pode ser mais intenso ou mais rápido, na proporção inversa do grau de dogmatismo característico daquele pensamento.

Assim, os conceitos "química" da erva e "princípio ativo" são representações presentes, respectivamente, na Medicina Popular e na Científica, cuja interação foi mostrada, em um nível genérico, tanto no capítulo V quanto no capítulo VI. Por integrarem a linguagem específica desses dois universos de conhecimento, funcionando como tradutores das concepções sobre a natureza de cada um, tornam-se excepcionais para mostrar o quanto, na prática, são universos de conhecimento que se reiteram.

Da casca da planta *Taxus brevifolia*, originária da costa oeste dos Estados Unidos, se extrai o taxol, uma substância extremamente eficaz contra o câncer de mama, ovário e pulmão. Ao comentar sobre esse "princípio ativo", numa entrevista a uma revista de divulgação científica de grande circulação no Rio, o cancerologista Dr. Gilberto Schwartsmann[124], do Hospital das Clínicas da Universidade Federal do Rio Grande do Sul, afirmou: "O taxol tem um anel de vários carbonos assimétricos entre si, formando ângulos completamente distintos em uma estrutura tridimensional. Esperar que um químico idealize uma molécula como o taxol é sonhar com algo superior à capacidade humana. Só a natureza mesmo."

O desenvolvimento científico e técnico acumulado pode não ter permitido, até agora, a criação em laboratório de moléculas como o taxol; contudo, a idéia de que a natureza é um modelo permanece desafiando a capacidade de criar, à qual se refere o pesquisador. A expressão "só a natureza mesmo" traz embutido o paradoxo entre humildade e desejo de domínio, mito e tecnologia, magia e ciência, enfim, a idéia de que há algo intangível que deve ser buscado e incorporado ao universo do conhecimento científico.

Por outro lado, do ponto de vista do saber popular referente à cultura das ervas, o homem e a natureza são partes de Deus. Assim, natureza e sobrenatureza são indissociáveis. Além disso, a tecnologia de aproximação ou abordagem da natureza, desenvolvida e utilizada nas práticas de cura com ervas, descrita nos capítulos anteriores, pode ser tomada como exemplo da forma como natureza e cultura são inseparáveis no cotidiano dos entrevistados: a erva é uma "natureza-cultura", nos termos de Latour.

Medicina Popular e Medicina Científica apresentam enfoques diferentes sobre o que as ervas são para terem o estatuto de medicinais, decorrente de visões de mundo e concepções sobre a relação entre o homem e a natureza, igualmente diversas.

Ao longo do tempo, pelo menos duas formas de comunicação estabeleceram-se entre esses dois universos de conhecimento. Práticas eficazes precederam explicações científicas, assim como mesclaram-se, produzindo e sendo produzidas no seio das sociedades no contexto dos processos de transculturação.

No início do século, por exemplo, a tentativa de implantar a imunização contra a varíola causou uma reação popular violenta no Rio de Janeiro, que ficou conhecida como a Revolta da Vacina. Quase cem anos depois, há reações em diferentes lugares do mundo contra o comércio internacional de transgênicos, seres geneticamente modificados, cuja interação com os homens e outros seres vivos de diversos ecossistemas naturais não está sob controle, isto é, é ainda imprevisível.

Multiplicam-se os atores, amplia-se o cenário, e o problema referente à relação entre sociedade e natureza com relação à saúde, apesar de tornar-se complexo do ponto de vista da ciência, segue sendo o mesmo. De acordo com as observações feitas na pesquisa de campo, os entrevistados identificam três possibilidades de interação entre sociedade e natureza: o homem como dono, como inquilino ou como parte da natureza.

As duas primeiras, ensejadas pelo pensamento científico, parecem levar essa relação constantemente para o impasse, conforme se vê na afirmação do presidente da Colômbia, André Pastrana, no discurso inaugural da Assembléia dos países signatários da Convenção das Nações Unidas sobre Biodiversidade, proferido em 22/02/99, em Cartagena: "Deus perdoa sempre; o homem, às vezes; mas a natureza não perdoa nunca." André Pastrana foi rigoroso ao afirmar que a humanidade pode causar o seu próprio fim.

Ativistas do Greenpeace, antes da inauguração, denunciaram que os Estados Unidos sepultaram o Protocolo da Biodiversidade, que deveria ser assinado em Cartagena, pois pretendem o biocomércio livre, que pode gerar consequências ainda pouco avaliadas por cientistas, políticos e pela sociedade em geral.

No sábado, dia 20/02/99, cinco ecologistas, utilizando jet-skis, abordaram o cargueiro Abydos, que transportava um carregamento de milho transgênico de Nova Orleans para Santa Marta, na Colômbia. A razão do protesto está no fato de os povos desconhecerem que produtos transgênicos estão sendo enviados para seus países. Na faixa, os dizeres "Não ao imperialismo genético" traduziam a revolta ao fato de ser transgênico 20% do milho americano importado pela Colômbia no período de março de 1998 a janeiro de 1999.

Na rede sociotécnica da cultura das ervas, a concepção sobre a natureza, própria à Medicina Popular, fundamenta valores e condutas que têm embutidos preocupações quanto à conservação da natureza, como, por exemplo, o cuidado em não ferver as folhas para evitar a morte da planta de onde foi retirada. Por outro lado, as modificações genéticas produzidas nas plantas pelos cientistas, a fim de obter delas a produção desta ou daquela substância terapêutica, ou garantir o surgimento de características que as tornem mais resistentes às pragas ou mais "bonitas" por mais tempo, não guardam essa preocupação. Neste caso, a preocupação é direcionada para o comércio, para a criação de novos mercados promissores.

O fracasso da assinatura de um acordo para transgênicos tem conseqüências graves, pois, comercializadas livremente, as sementes podem se converter num instrumento do monopólio dos mercados ou de controle político da produção de alimentos e medicamentos de origem botânica. Por outro lado, representa uma ameaça à biodiversidade, a exemplo do que ocorre com os processos de clonagem, nos quais todos os seres produzidos têm as mesmas características genéticas: cópias de si mesmos.

Ao mesmo tempo, foi colocada uma outra faixa na estátua de Miguel Hidalgo, na Cidade do México, que dizia: "O milho é nosso!", em defesa da diversidade genética do produto, com mais de 300 tipos, plantado no país. O milho é a base da alimentação mexicana. A produção e o cultivo da qualidade transgênica representam, com o passar do tempo, o fim da diversidade genética.

Ao lado das sementes transgênicas, há, ainda em fase experimental, as vacinas transgênicas. Hoje, como foi visto no capítulo VI, as plantas passam a ser fundamentais para a Medicina Científica.

A vacina desenvolvida em células de plantas é a mais recente revolução da imunologia, representando um novo caminho para a produção dos antígenos. Até aqui, encontram-se comercialmente disponíveis vacinas baseadas em microorganismos patogênicos vivos, atenuados ou inativos, extratos de microorganismos e algumas vacinas que utilizam a tecnologia do DNA recombinante. Nos principais mercados internacionais, as vacinas, cada dia mais sofisticadas, têm a proteção dos mecanismos de propriedade industrial.

Na nova fase que se inaugura, os cientistas têm transferido genes de agentes patogênicos para células de plantas, que passam a sintetizar os antígenos codificados pelos genes transferidos.

Dispensando o controle de qualidade exigido atualmente, como purificação dos antígenos de rede de refrigeração para que se mantenham conservadas, populações poderão tornar-se imunes à Aids, tuberculose ou gripe, comendo bananas transgênicas, batatas, ou, quem sabe, tomando um chá de determinada erva escolhida para esse fim. Um dos problemas, entre outros, que ainda deve ser contornado é o do aquecimento que inativa os antígenos produzidos dessa maneira.

O desenvolvimento das vacinas transgênicas em plantas avança por meio das tecnologias do final do século XX. Esses novos "modos de preparo" darão uma nova dimensão ao conceito de plantas medicinais.

A formulação e a compreensão desta nova dimensão do conceito de "plantas medicinais", do ponto de vista da Medicina Científica, não podem prescindir do pleno entendimento das outras dimensões, que incluem a cultura das ervas de diversas sociedades, desde os primórdios da história humana. Conforme diz Latour, os objetos científicos são quase-objetos, híbridos de natureza e cultura tal e qual são aqueles pré-científicos. Essa característica, que poderia não ter ficado tão visível para os químicos nas investigações sobre o "princípio ativo" das ervas, é impossível de não ser admitida agora, tão "concreta" e "materializada" na "construção" das plantas e outros organismos transgênicos nos laboratórios.

A rede sociotécnica das ervas revela ou confirma a análise de Latour sobre os objetos científicos: o transgênico não é nem moderno, nem revolucionário; é, simplesmente, tão híbrido de natureza e cultura como a "química" da erva ou o "princípio ativo". Não é moderno, no sentido específico de não conseguir levar a termo o projeto da Modernidade de separação entre natureza e cultura. Não é revolucionário, pois os transgênicos não "formam engrenagens irreversíveis para nos impedir, para sempre, de voltar para trás"[125]. A diferença está na quantidade de humanos e não-humanos reunidos em sua constituição, o que lhe amplia a dimensão e explicita o trabalho de mediação, nos termos de Latour. Afinal, só para citar um exemplo de "humano-não-humano" agregado à existência dos transgênicos, que os faz tão "cultura" quanto "natureza", indico a formulação das legislações de Biossegurança, de acesso à Diversidade Biológica, de Proteção de Cultivares e de Propriedade Industrial, citadas no capítulo anterior. Essas leis só foram formuladas estabelecendo interface com o mundo natural porque a manipulação dos transgênicos e suas conseqüências envolvem todo o mundo social, exigindo assim novas regras para a manutenção de uma ordem que a "química" da erva, ou o "princípio ativo", não ameaçou.

O conceito de "química" da erva, que envolve os três aspectos complementares referidos anteriormente para ser compreendido, é um exemplo da interação entre Medicina Popular e Científica, não pelo significado que engendra ou pela visão de mundo da qual é um dos representantes, mas pelo vocábulo usado para designá-lo, característico do campo semântico do saber científico.

Está fora do âmbito desse trabalho indicar em que momento e de que modo ele foi incorporado à sabedoria popular, mesmo que com um significado novo, assim como identificar o vocábulo que ele substituiu, caso isso tenha ocorrido.

Para esta pesquisa, o importante era verificar a existência de um campo semântico, relativo às práticas de cura com ervas, que apresentasse categorias comuns à Medicina Popular e à Científica, cujo estudo pudesse viabilizar a compreensão desses saberes, não como apartados universos de conhecimento, mas como conhecimentos em processo de comunicação estabelecida entre visões de mundo cujas relações são obscuras.

A cultura das ervas, tal como é compartilhada pelos entrevistados, é, como afirmou Duarte[126] sobre a cultura das classes trabalhadoras urbanas, fundamentalmente holista quando comparada à cultura médica, herdeira dos cânones do pensamento moderno. Isso ocorre porque toda descrição, classificação e referência dos entrevistados às ervas não dissociavam sua natureza de seu uso social. Em outras palavras, a "química" da erva remete a todas as suas articulações com a "sociedade" e com a "natureza", da forma como são entendidas pelos modernos.

Se é possível aproximar o conceito de "química" da erva da noção de alquimia, é porque o passado da ciência encerrava a mesma concepção holista da relação entre natureza e cultura que a ciência moderna aboliu, inadequada que se tornou para explicar a forma que adotou para construir seus objetos: humanos de um lado e não-humanos do outro.

Contudo, se hoje alguns setores da ciência, como a Biologia e a Física, devolvem ao homem o seu lugar no seio da relação entre natureza e cultura, admitindo-o como, por exemplo na Ecologia, uma parte da Terra, o fazem não por um retorno ao passado, e sim como decorrência das explicações superespecializadas, purificadas, hoje em colapso. É bem verdade que falta à Ecologia o empenho em reintegrar os sistemas socioculturais, em vez dos "homens" ou de outros seres, apenas. Contudo, sua iniciativa já a destaca de outras ciências.

Esse "contrabando" de um passado recente da visão holista nem sempre é assumido, embora presente em toda ciência, de acordo com a noção de Latour de que jamais fomos modernos.

É a adoção da noção de Latour que propicia uma compreensão simétrica dos saberes popular e científico, ampliando a capacidade de entendimento da circularidade entre ambos, que sempre ocorreu, independentemente de ser reconhecida ou valorizada.

Na prática, a possibilidade de interação entre as duas visões de mundo existe ou tornar-se-ia um paradoxo, por exemplo, que o movimento social que ensejou a elaboração do projeto de lei que dispõe sobre instrumentos de controle e acesso aos recursos genéticos do Brasil, prevendo a proteção do conhecimento das comunidades tradicionais e povos indígenas, contasse com representantes dessas comunidades e povos, já que não teriam a menor afinidade cultural com a ideologia daquele projeto. A legislação não surge em função dessa interação, que está no plano do conhecimento, mas, sim, da apropriação de recursos que é sinônimo de "poder". O ponto positivo é que, por decorrer do desejo de proibição da pirataria, acaba por valorizar os conhecimentos locais.

Essa nova dimensão da interação entre saber popular e científico é uma manifestação local de um problema que é mundial, a exemplo do que ocorreu na Reunião de Cartagena, Colômbia, na qual se pretendia adotar o Protocolo de Biossegurança das Nações Unidas para o controle internacional do comércio de organismos vivos geneticamente modificados (OGM).

Alguns organismos geneticamente modificados (OGM) podem ser criados a partir da identificação de genes de ervas medicinais cunhadas pela sabedoria popular, cuja ação terapêutica é plenamente reconhecida por ambos os saberes. É nesse contexto que a elaboração do Protocolo de Biossegurança e da Lei de Patentes diz respeito diretamente à cultura das ervas, à apropriação do conhecimento sobre as ervas das comunidades locais e à tradição na qual está inserida.

As negociações para a elaboração do Protocolo foram suspensas antes do prazo, por total falta de acordo quanto a transgênicos entre o bloco dos países exportadores de transgênicos, liderado pelos Estados Unidos, e o bloco de compradores, com a União Européia à frente.

O documento de consenso entre a União Européia e 110 países permitiria às nações restringir as importações não apenas de organismos experimentais, mas também de colheitas geneticamente alteradas, protegendo a biodiversidade e garantindo as exigências de "sustentabilidade". Ele foi rejeitado pelo grupo de Miami – composto pelos EUA e seus aliados: Austrália, Canadá, Argentina, Chile e Uruguai –, que insiste em um acordo mais específico, cujo impacto produzido sobre a indústria de biotecnologia seria mínimo. O grupo de Miami pretende que os transgênicos sejam negociados sem diferenciação dos produtos comuns, evitando assim, de acordo com a opinião do grupo, uma barreira comercial.

As delegações dos outros países criticam essa atitude, pois consideram que interesses comerciais não devem sobrepujar as preocupações com o meio ambiente e a saúde humana.

Participam do debate sobre esse "quase-objeto", políticos, fabricantes de transgênicos, cientistas, ambientalistas e alguns segmentos da população mundial. Suas opiniões variam num largo espectro de argumentos, desde tratar-se de algo desconhecido e, portanto, imprevisível em seus efeitos, passando à marginalização de cultivos agrícolas que não utilizarem biotecnologia até a evasão de cientistas europeus para os EUA, onde os transgênicos são livremente fabricados.

Em uma entrevista ao jornal *Daily Telegraph*, James Watson, descobridor do DNA e um dos defensores da manipulação genética que ele ajudou a criar, ironizou a discussão sobre os transgênicos, quando disse: " A única pessoa prejudicada pelo DNA até agora foi o presidente Clinton." Esse chiste demonstra apenas o viés do pesquisador, na medida em que menospreza os efeitos possíveis e também os desconhecidos dos DNA's modificados.

Apesar de as experiências com engenharia genética terem começado há duas décadas, a produção de alimentos, vacinas e o cultivo de plantas transgênicas aumentaram de 2 milhões para 27 milhões de hectares entre os anos de 1996 e 1998. Nos EUA, 25% a 45% de alguns plantios já são alterados geneticamente.

Não é difícil supor que, em poucos anos, países que detenham a biotecnologia aumentem suas exportações agrícolas de produtos transgênicos, inclusive plantas medicinais. Essa prática gera o inconveniente de transformar a biodiversidade em "biounicidade", eliminando a vida ou sendo propedêutica à formulação de um novo conceito de vida.

Contudo, mesmo que em novas dimensões, o pensamento científico mantém com a natureza uma relação de conflito e de domínio, em conseqüência da visão de mundo que é própria aos cientistas. Dada a peculiaridade da pesquisa com plantas medicinais, que não pode se furtar à interação com o saber popular, é possível que essa interação fecunde o saber científico.

É possível, ainda, que em conseqüência do processo de transculturação iniciado há séculos, do aumento de complexidade dos fenômenos sociais que se tornaram globais, das exigências da "sustentabilidade" por parte de um número cada vez maior de sociedades, abra-se um número também cada vez maior de microcanais de comunicação, em nível local, entre saber popular e científico.

Talvez este seja um desafio maior do que ir à lua ou construir a bomba atômica: os cientistas aprenderem com povos que sempre usaram as ervas para se tratar, admitirem que a diferença fundamental está na forma como concebem a natureza, visualizarem a semelhança que há na construção dos objetos nos dois saberes, vislumbrarem a possibilidade de incorporar essa semelhança em sua própria visão de mundo, no lugar de simplesmente se apropriarem do conhecimento isolado da sabedoria desses povos.

É fato que esta circularidade sempre ocorreu, mas jamais foi reconhecida. A Medicina começou com herbanários. St. Hilaire aprendeu muito com os botocudos, mas nunca pôde admitir isto, devido ao preconceito em relação à condição intelectual dos "índios", considerados "ignorantes".

A apropriação deste conhecimento não é, portanto, uma novidade. No Brasil, a prática existe desde que Cabral aportou aqui em 1500 e descobriu que os povos indígenas tinham método para extrair um corante vermelho do pau-brasil. No fim do século passado, os ingleses levaram sementes da borracha para a Malásia e, com isso, o Brasil passou de maior exportador a importador.

Há, então, o plano da "pirataria", em conseqüência dos processos de dominação social de povos por outros e há um plano paralelo: o da circularidade. Os dois planos são interligados. Cabral representa o primeiro e St. Hilaire representa o segundo, embora ambos tenham como substrato as relações de poder.

A discussão do tema da apropriação pelas ciências deste conhecimento popular, que entrelaça questões sociais e ambientais e força uma redefinição da relação entre natureza e cultura, é, sem dúvida, nova.

A prática ontem considerada legítima, hoje é "biopirataria": um conceito que expressa contradições que surgem na modernidade e que, por outro lado, é síntese da visão de mundo que tem preeminência nessa mesma época.

Inúmeros são os casos de "biopirataria" que ocorrem sobretudo na Amazônia, onde, só no Amapá, um levantamento realizado nos últimos cinco anos confirmou a presença de uma flora medicinal inigualável: um único hectare pode ter até 500 espécies vegetais diferentes, além de umas 50 mil espécies de animais e microorganismos. A eficácia dessas plantas tem surpreendido os cientistas.

Como era previsível, uma biodiversidade tão rica transformou-se em alvo de pirataria internacional: só do Acre, mais de 500 quilos de sementes foram levadas em 1996 por laboratórios americanos ou europeus.

A lei para controlar e punir a biopirataria, da senadora Marina da Silva, referida no capítulo anterior, foi aprovada no Senado em novembro de 1998 e encaminhada à Câmara. Mas o governo preparou outro texto, o que indica que o assunto, que envolve controle de patentes, não será decidido tão cedo.

Numa reportagem da Folha de S.Paulo, de 1 de junho de 1997, com o título "A Patente que veio do índio", relata o trabalho que um químico britânico vem desenvolvendo em Roraima. Em síntese, ele tem a patente do rupununine, substância obtida a partir de sementes da árvore bibiri (*Octotea rodioei*), encontrada na fronteira do Brasil com a Guiana.

O texto da patente do rupununine, obtido pela Folha, diz que a semente é usada pelos índios wapixana, de Roraima, como contraceptivo oral. Fala ainda em outras possíveis aplicações para o rupununine, entre elas a inibição do desenvolvimento de tumores e o controle do vírus da Aids.

A Folha publicou, ainda, que o químico britânico deu entrada no pedido de patente do cumaniol, composto químico extraído de um veneno feito de folhas de mandioca, usado para a pesca na Amazônia. A substância seria, segundo ele, "o mais potente estimulante do sistema nervoso central".

A mesma reportagem traz o depoimento de cientistas de centros de pesquisa brasileiros, como, por exemplo, do Dr. Augusto de Oliveira, diretor do Centro de Plantas Medicinais do Instituto de Estudos e Pesquisas do Amapá, que, falando do uso da erva pata-de-vaca para o tratamento de diabetes melito, diz: "Os primeiros resultados são surpreendentes. A erva substitui perfeitamente a insulina.".

A Dra. Vera Cascon, do Laboratório de Produtos Naturais da Fiocruz, comenta a importância de investigar os hábitos populares, checar o "anunciado poder de cura dessas ervas" e incentivar o cultivo dessas espécies em hortas familiares, dizendo: "Muitas mortes podem ser evitadas se os habitantes cuidarem dessas plantas no fundo do quintal."

A passagem de "princípio ativo" para "transgênico" foi facilitada pela biotecnologia e engenharia genética. Seus métodos permitem a identificação dos genes responsáveis pela produção de rupununine, por exemplo, e seu transplante para outra erva de cultivo mais rápido ou fácil ou outro organismo, aumentando sua produção.

O acontecimento desta década que marca o surgimento do tema é a assinatura de um acordo entre países, na Eco-92, que prevê o pagamento de *royalties* às comunidades indígenas sempre que o conhecimento deles ou matérias-primas nativas forem usados em novos produtos. Justifica-se a decisão com o argumento de que este conhecimento está sendo privatizado e gerando lucro para outros. Afinal, biopirataria e biotecnologia, necessariamente, não precisam estar lado a lado.

Sem dúvida, não seria fácil precisar quanto seria o lucro de um laboratório que usa conhecimento popular para criar um remédio, por duas razões. A primeira relaciona-se à possibilidade de lucro indireto: baseia-se no fato de a química sintética, que cria moléculas em laboratório, estar dando sinais de esgotamento, o que reitera a opinião do cancerologista, citada anteriormente, de que "só a natureza mesmo" pode criar moléculas tão especiais e diversas. A segunda refere- se ao fato de que desenvolver uma nova droga exige em tempo, anos, e em dinheiro, milhões. Utilizar a biotecnologia para possibilitar a industrialização de uma droga a partir de uma erva já consagrada pelo uso popular significaria economizar anos e milhões.

No contexto da biopirataria, a lei de patentes torna-se uma urgência para a saúde do capital internacional, mais do que para a saúde dos homens.

A erveira do Mercadão de Madureira explicitou isso quando questionou se não haveria algo errado no fato de as pessoas não poderem comprar o remédio industrializado que se baseia em uma erva usada com a mesma finalidade, há muito tempo.

O problema social por ela identificado torna-se mais complexo quando acrescentam-se novos fatos relacionados à industrialização de transgênicos, remédios e agrotóxicos. Por um lado, soja transgênica é desenvolvida para ser resistente a determinada praga e, ao mesmo tempo, a determinado agrotóxico, o que torna o mercado ainda mais sofisticado. Por outro, a desconfiança por parte dos cientistas de que a resistência a determinada doença, como a malária, por exemplo, pode estar no sangue dos índios, além de estar em determinada erva que usam, estimula o comércio de sangue e a patente de DNA humano.

Transgênicos, fitoterápicos e patentes são expressões modernas do "axé", da "química" das ervas e do "princípio ativo": universos de conhecimento e visões de mundo, cujo diálogo, instaurado pela transculturação e mantido na rede sociotécnica, pode e deve ser esclarecido e explicitado pelas ciências sociais na tentativa de explicar a transição, no mínimo curiosa, da Medicina Popular para o reconhecimento de uma eficácia dessa terapêutica pelas indústrias farmacêuticas e pela Medicina Científica.

O esquema abaixo tem o formato de uma espiral e representa os "quase-objetos" que compõem a "rede sociotecnica" das ervas, do ponto de vista de Latour.

Compreendidos como "quase-objetos"– híbridos de natureza e cultura –, perpassam, ao mesmo tempo, a Medicina Popular e a Científica. Com base nesse referencial teórico e no material empírico que recolhi, creio ter demonstrado ser questionável o caráter dualista do juízo que as sociedades científicas e técnicas fazem hoje dos saberes popular e científico sobre a natureza e a saúde.

Relação entre saberes popular e científico sobre as ervas

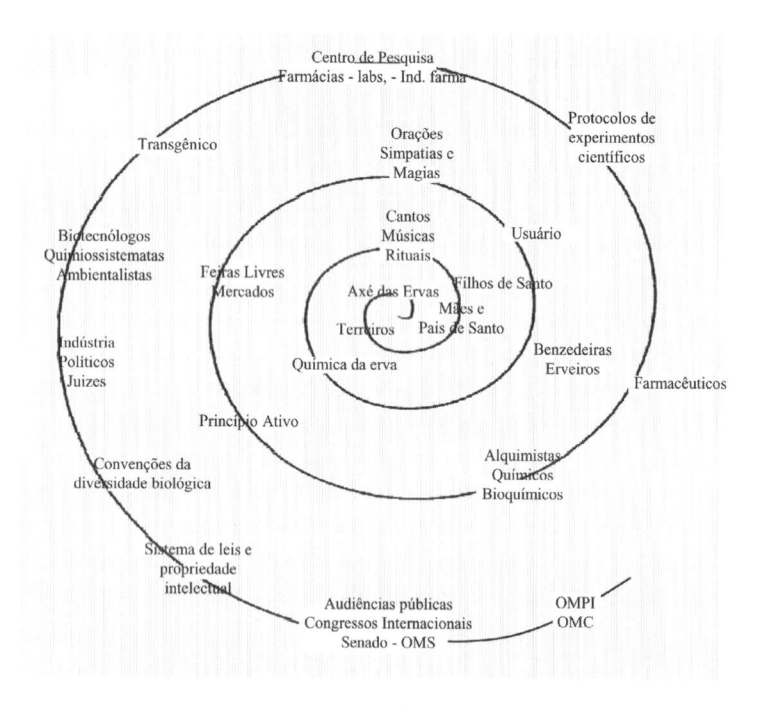

Centro de Pesquisa
Farmácias - labs, - Ind. farma
Protocolos de experimentos científicos
Transgênico
Orações Simpatias e Magias
Biotecnólogos
Quimiossistematas
Ambientalistas
Feiras Livres
Mercados
Cantos Músicas Rituais
Usuário
Axé das Ervas
Filhos de Santo
Mães e Pais de Santo
Terreiros
Indústria
Políticos
Juizes
Quimica da erva
Benzedeiras
Erveiros
Farmacêuticos
Princípio Ativo
Convenções da diversidade biológica
Alquimistas
Químicos
Bioquímicos
Sistema de leis e propriedade intelectual
Audiências públicas
Congressos Internacionais
Senado - OMS
OMPI
OMC

O esquema abaixo é uma outra versão do quadro anterior

Rede Sociotécnica das Ervas

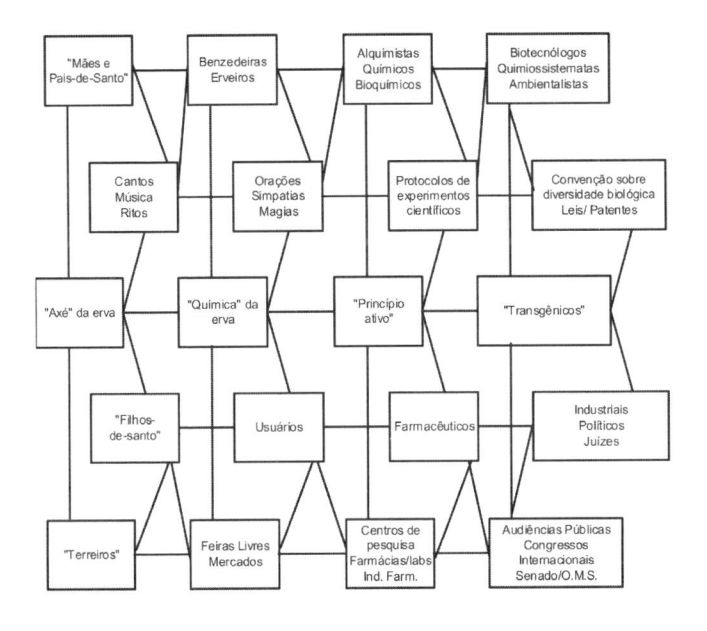

"Mães e Pais-de-Santo"	Benzedeiras Erveiros	Alquimistas Químicos Bioquímicos	Biotecnólogos Quimiossistematas Ambientalistas
Cantos Música Ritos	Orações Simpatias Magias	Protocolos de experimentos científicos	Convenção sobre diversidade biológica Leis/ Patentes
"Axé" da erva	"Química" da erva	"Princípio ativo"	"Transgênicos"
"Filhos-de-santo"	Usuários	Farmacêuticos	Industriais Políticos Juízes
"Terreiros"	Feiras Livres Mercados	Centros de pesquisa Farmácias/labs Ind. Farm.	Audiências Públicas Congressos Internacionais Senado/O.M.S.

CONSIDERAÇÕES FINAIS

A investigação sobre a cultura das ervas entre moradores de um centro urbano como o Rio de Janeiro – em feiras livres de diferentes bairros, no Mercadão de Madureira e numa favela da periferia – revelou um dos modos como a sociedade se relaciona com a natureza.

Para os entrevistados, a relação com a natureza e o ambiente, permeada pelas questões relativas à saúde, tem como fundamento uma concepção sobre a natureza. Há uma certeza de que os homens são, eles próprios, parte da natureza, como os outros seres vivos, e, portanto, não são donos ou inquilinos.

A natureza, o conhecimento sobre as ervas, as técnicas, métodos e modos de preparo de poções, doenças e doentes, benzedeiras e erveiros compõem um todo organizado que dá significado à vida e dá vida a significados.

Desse modo, são construídos sistemas de referência que têm por fundamento a concepção popular sobre o modo como o mundo funciona.

Esses sistemas norteiam a eleição de causas que geram determinados efeitos. São a base para explicações de como e por que se adoece. Possibilitam a elaboração de justificativas para a escolha dessa ou daquela terapia. São, em síntese, balizadores para modos de agir e conduzir acontecimentos que refletem uma certa ordem ou visão de mundo.

As práticas de cura com ervas estudadas – produto e resumo de intercâmbios, relações culturais e valores – têm no conceito de "química" da erva sua expressão mais precisa na descrição dos entrevistados. A "química" da erva implica o respeito a critérios de classificação e seu papel de mediação entre a sociedade, a natureza e a sobrenatureza. É na "química" que se fundamenta todo o "poder" atribuído às ervas pelos entrevistados.

Assim, do ponto de vista dos entrevistados, as ervas são classificadas: de acordo com sua natureza, em frias ou quentes; segundo modos de preparo e uso, para banhos e/ou chás, combinadas em número par, combinadas em número ímpar, simples, só do pescoço para baixo ou de corpo inteiro; considerando-se um aspecto sobrenatural: erva de cada santo e, por fim, de acordo com a função que desempenham: atrair dinheiro, felicidade, amor ou para descarregar.

A essa taxonomia sobrepõe-se uma outra; a taxonomia referente exclusivamente aos modos de preparo, cuja investigação é básica para a pesquisa de novos fármacos por biotecnólogos, quimiossistemáticos e etnocientistas, pois revela o tipo de substância que está sendo mobilizado para a ação da cura. Em outras palavras, os modos de preparo, tanto para uso externo – "de banhar" – quanto para uso interno – "de beber", têm a ver com o efeito que se quer ter da erva, potencializando sua ação.

Os modos de preparo e uso estão, portanto, agrupados assim pelos entrevistados: a) fazer infusão; b) quinar; c) tirar o sumo; d) fazer defumador; e) bater ou varrer; f) colocar na água que acabou de ferver e abafar; g) ao natural; h) preparar garrafada; i) fazer breve; j) ralar; l) ter plantado no jarro; m) fazer xarope ou lambedor.

Conforme pude observar nas entrevistas, os critérios considerados para classificar as ervas e os modos de preparo não se referem à forma, ao tamanho ou a qualquer outro aspecto de sua anatomia, o que aproximaria esta classificação da sistemática vegetal. Ao contrário, o que é valorizado para classificá-las são aspectos sociais – "criança, homem ou mulher" –, as funções que desempenham, sua natureza "quente" ou "fria", o aspecto sobrenatural referente ao "santo da erva" e ao "santo da pessoa" e se é uma erva "de beber" ou "de banhar", ponto de articulação com a classificação dos modos de preparo.

Se, por um lado, as ervas "curam", são reais e a cada uma delas corresponde uma finalidade terapêutica, tanto para os males do corpo quanto para os do espírito, por outro lado, as ervas "ensinam", são divinas e mostram o caminho que determina a cura para tal ou qual doença. Essa representação – as ervas como método – é, portanto, dual, constituindo-se na síntese entre as concepções de que as ervas "curam" e as ervas "ensinam".

Uma possibilidade é admitir que os entrevistados consideram que elas ensinam através da "química" que ela fornece e que pode ser percebida. Essa é a linguagem através da qual as ervas "falam" e que aparece mesmo fora do contexto da prática de cura, mantendo, entretanto, o vegetal como protagonista de uma ação em que é necessário obter a solução para um problema.

A pesquisa realizada por Pessoa de Barros e Teixeira é bastante esclarecedora em relação à identificação dos "elementos" característicos do sistema de cura do candomblé e das representações que seus adeptos têm do corpo. As referências obtidas através da leitura de Pessoas de Barros permitiram-me sistematizar um corpo temático cujos "elementos" tecem as malhas da estrutura da cultura estudada. O primeiro "elemento", identifiquei como sendo de "síntese".

No meu material etnográfico, o qual classifico como pertencente ao sistema de curas do tipo "tradicional-popular", a "síntese" está presente funcionando como um valor que permite à pessoa pensar a si mesma e ao mundo como partes do mesmo todo. Da mesma forma como ocorre no sistema de tipo "religioso", a não separação entre corpo e espírito gera um entendimento da doença como material e espiritual, e da erva como medicinal e mágica.

Dentro do tema da "síntese", identifiquei outros "elementos", aos quais denominei "mediação" e "complementaridade".

As ervas são, portanto, mediadoras num outro sentido além do habitualmente conhecido como capaz de transferir axé: são consideradas um método para obter conhecimento sobre elas próprias, sobre a adequação da cura que podem promover ao mal diagnosticado.

Há, evidentemente, uma variação no conjunto das ervas escolhidas para este ou aquele mal, de acordo com o efeito específico de cada erva e, sobretudo, de acordo com o pressuposto básico considerado na forma de pensar dos entrevistados: "Não tem erva sem significante" ou, na palavras de Lévi-Strauss, "os elementos são recolhidos ou conservados, em virtude do princípio de que tudo pode servir".

É nesse sentido que identifico o outro "elemento" presente no modo de pensar dos entrevistados: o da "complementaridade". Ele aparece permeando os procedimentos terapêuticos, tanto na combinação entre os tipos de ervas "frias" e "quentes", e na quantidade em que são combinados, quanto nas articulações vertical e horizontal entre os dois sistemas de classificação.

Para os entrevistados na cidade, o princípio da indissociabilidade entre natureza e sobrenatureza é regente da ordem do mundo e, por seu intermédio, cada entrevistado compartilha a idéia de que natureza e vida são a mesma coisa e ambas são dons de Deus. Portanto, ele, como ser vivo, é parte da natureza e de Deus; como parte da natureza e de Deus, ele é o seu próprio xamã. Sabedor das orações, planta ou busca as ervas em qualquer das feiras livres espalhadas pela cidade ou no Mercadão de Madureira, e trata de sua saúde e dos seus invocando a tradição e a "química" da erva.

A adoção dos conceitos de "natureza-cultura" e de "rede sociotécnica", de Latour, fundamentais à sua produção teórica, permitiu o estabelecimento de uma relação entre os saberes popular e científico sobre as ervas, ligando, num mesmo fio, categorias próprias aos dois saberes: "axé", "química" da erva, "princípio ativo" e "transgênicos".

Com base na definição de Latour, as ervas são, portanto, um componente das "redes sociotécnicas": "São ao mesmo tempo reais como a natureza, narradas como o discurso, coletivas como a sociedade", pois sua compreensão envolve a religiosidade popular, representações sobre a "doença" e o "corpo", técnicas de preparo, crenças, histórias de vampiros, sistemas de classificação, benzedeiras, erveiros e o reconhecimento por parte dos entrevistados de que elas são matérias-primas para a fabricação de "remédios de farmácia" que usam a sua "química" ou a "imitam".

Há ainda outros constituintes dessa rede que estão mais explicitamente relacionados aos conceitos de "princípio ativo" e "transgênico" do que o de "química" da erva, verdadeiras traduções desse conceito no contexto do saber científico. A construção desses conceitos envolveu a idéia de Latour sobre as "diferenças de tamanho" entre os "quase-objetos". Em outras palavras, com a mobilização da natureza pela ciência, mais objetos e mais sujeitos concorrem para a constituição dos coletivos, coletivos que são construídos em escalas cada vez maiores.

Pensar as relações entre os saberes popular e científico por meio da cultura das ervas, buscando delimitar uma rede sociotécnica que aliasse a "química" da erva aos "transgênicos", implicou a escolha de alguns de seus constituintes e a omissão de outros de igual importância e valor.

Os constituintes relativos ao contexto da Medicina Popular brotaram do trabalho de campo, referindo-se ao material etnográfico que fui capaz de arregimentar. Foi a partir desse mesmo material que surgiram as pistas para a escolha dos componentes relativos à Medicina Científica.

As recorrentes referências ao saber científico levaram-me à Organização Mundial de Saúde, como expressão ampla da Medicina Científica no mundo moderno, assim como os "remédios de farmácia" levaram-me à investigação científica para a produção de novos fitofármacos e às indústrias farmacêuticas. Tanto a produção científica quanto a produção industrial sinalizaram para a questão da propriedade intelectual e industrial, indicando, de um lado, as patentes, e de outro, os "transgênicos": estes como a expressão moderna da "química" da erva.

A formulação de Ianni sobre a "transculturação" e a de Latour sobre a "proliferação dos "híbridos", embora tratem de fenômenos diferentes, ressoam uma na outra. Isso ocorre porque tanto a primeira formulação quanto a segunda referem-se a processos que caracterizam a Modernidade. Afinal, se as Grandes Navegações marcam o recrudescimento do processo de transculturação e se, para ocorrer, esse processo engendrou aparato científico e técnico adequado – instrumentos de orientação para deslocamento no mar, embarcações, meios para estocagem de alimento, produção de mapas –, então, elas mesmas representam um exemplo de "rede sociotécnica".

Assim, pode-se afirmar que produtos da "transculturação" são matérias-primas para a "proliferação de híbridos", como, por exemplo, o conhecimento sobre plantas medicinais que foi reunido por naturalistas que integravam a tripulação à época das Grandes Navegações.

Em nossos dias, cientistas permanecem reunindo conhecimentos sobre essas plantas em outras bases, incorporando outros aparatos científicos e técnicos.

Transgênicos, fitoterápicos e patentes são expressões modernas do "axé", da "química" das ervas e do "princípio ativo": universos de conhecimento e visões de mundo, cujo diálogo instaurado pela transculturação e mantido na rede sociotécnica pode e deve ser esclarecido e explicitado pelas Ciências Sociais na tentativa de explicar a transição, no mínimo curiosa, da Medicina Popular para o reconhecimento de uma eficácia dessa terapêutica pelas indústrias farmacêuticas e pela Medicina Científica.

NOTAS

[1] LATOUR, B. *Jamais Fomos Modernos*: Ensaio de Antropologia Simétrica. Rio de Janeiro: Ed. 34, 1994, p. 110.

[2] VELHO, G.; VIVEIROS DE CASTRO, E. "O Conceito de Cultura nas Sociedades complexas: uma perspectiva antropológica". *In*: *Artefato* (1), RJ, 1978.

[3] *Op.cit.*, p. 9.

[4] Na definição de Geertz "visão de mundo – o quadro que fazem do que são as coisas na sua simples atualidade, suas idéias mais abrangentes sobre a ordem". GEERTZ, C. *A Interpretação das Culturas*. Rio de Janeiro: Zahar Editores, 1978. p. 104.

[5] *Op.cit.*, p. 110.

[6] Bruno Latour tratou de aprofundar em seus estudos noções, como a de "simetria", que permitissem tratamento eqüidistante entre as ciências produzidas pelas diferentes sociedades. Os escritos mais representativos para meu estudo foram *A Vida de Laboratório*, publicado pela primeira vez em 1986, e *Jamais Fomos Modernos*, cuja 1ª edição data de 1994.

[7] LÉVI-STRAUSS. *O Pensamento Selvagem*. Rio de Janeiro: Cia. Ed. Nacional, 1976, p. 30.

[8] Cf. LÉVI-STRAUSS "Estruturalismo e Ecologia". *In: O Olhar Distanciado*. Lisboa: Edições 70, 1986, p. 170.

[9] *Op.cit.*, p. 59. "Isso significa que a cultura, em vez de ser acrescentada, por assim dizer, a um animal acabado, foi um ingrediente, e um ingrediente essencial, na produção desse mesmo animal."

[10] ROUANET, Sérgio Paulo. "A Cidade Iluminista". *In: Memória, Cidade e Cultura*. Rio de Janeiro: EDUERJ/IPHAN, 1998.

[11] IANNI, Octávio. *Globalização e Transculturação*. Campinas: IFCH/UNICAMP, 1997, Primeira versão nº 69, p. 9.

[12] BENJAMIM, W. A Paris do Segundo Império em Baudelaire *In: Sociologia*, org.: Kothe, Flávio, coord.: Fernandes, Florestan. São Paulo: Ed. Ática, 1985, p. 44-122.

[13] SIMMEL, G. "O Estrangeiro". *In: Sociologia*, org. De Moraes F., Evaristo. Coord: Fernandes, Florestan. São Paulo: Ed. Ática, 1985.

[14] Sobre o conceito de desterritorialização cf. ORTIZ, R. *Mundialização e Cultura*. São Paulo: Ed. Brasiliense, 1994, sobretudo o capítulo IV: Uma Cultura Internacional Popular e IANNI, O. *Teorias da Globalização*. Rio de Janeiro: Civilização Brasileira, 1995, sobretudo o capítulo IX: Modernidade – Mundo.

[15] Num estudo sobre o "nervoso" como código que permite aceder a um nível analítico para a compreensão das características fundamentais da cultura popular, assim como de sua relação com a cultura dominante, Duarte sublinha, em diferentes passagens, o ideário "individualista" característico dessa cultura frente ao modo relacional e situacional de determinação das identidades, próprio à cultura popular. Cf. DUARTE, L. F. *Da Vida Nervosa nas Classes Trabalhadoras Urbanas*. Rio de Janeiro: Jorge Zahar Editor, 1986.

[16] BARRETO, L. *Vida e Morte de M. J. Gonzaga de Sá*. São Paulo: Ed. Ática, 1997.

[17] LÉVI-STRAUSS. *Tristes Tópicos*. Lisboa: Edições 70, 1986.

[18] ARGAN, Giulio. *História da Arte Como História da Cidade*. São Paulo: Martins Fontes, 1995, 3ª ed.

[19] "Os agentes sociais obedecem à regra quando o interesse em obedecer a ela suplanta o interesse em desobedecer a ela". WEBER, Max. *In:* BORDIEU, Pierre. "A Codificação", *Coisas Ditas*. São Paulo: Ed. Brasiliense, 1990.

[20] As definições de espaço e lugar adotadas por mim seguem a perspectiva trabalhada por YI-FU Tuan que indica a experiência humana e a diversidade cultural como determinantes para a sensação de um e de outro, da qual decorrerá sua abstração como "universais". Cf. TUAN, YI-FU. *Espaço e lugar*. São Paulo: DIFEL, 1983.

[21] Sobre a realidade ser construída socialmente, adotei a seguinte perspectiva da sociologia do conhecimento: "O que permanece sociologicamente essencial é o reconhecimento de que todos os universos simbólicos e todas as legitimações são produtos humanos, cuja existência tem por base a vida dos indivíduos concretos e não possui *status* empírico à parte dessas vidas". BERGER e LUCKMANN. *A Construção Social da Realidade*. Petrópolis: Vozes, 1985, p. 172.

[22] "E na medida em que todo "conhecimento" humano desenvolve-se, transmite-se e mantém-se em situações sociais, a sociologia do conhecimento deve procurar compreender o processo pelo qual isto se realiza, de tal maneira que uma "realidade" admitida como certa solidifica-se para o homem da rua". Idem, p. 14. (grifo meu).

[23] LATOUR, Bruno. *A Vida de Laboratório*. Rio de Janeiro: Relume Dumará, 1997, p. 23/24.

[24] LÉVI-STRAUSS. "Estruturalismo e Ecologia". *In: O Olhar Distanciado*. Lisboa: Edições 70, 1986, p. 171/172.

[25] LATOUR, B. *Jamais Fomos Modernos*. Rio de Janeiro: Ed. 34, 1994, p. 102. (grifos do autor)

[26] *Op. cit.*, p. 104.

[27] *Op. cit.*, p. 16. (grifo do autor)

[28] *Op. cit.*, p. 17.

[29] *Op. cit.*, p. 110. (grifos meus)

[30] *Op. cit.*, p. 106.

[31] Cf. BERGER, *Op. cit.*, p. 29, 30 e 34. (grifos do autor)

[32] GEERTZ, C. "O senso comum como um sistema cultural". *In: O Saber Local*. Petrópolis: Vozes, 1997, p. 127. Sobre o "senso comum" Cf., ainda, BERGER, Op. cit. p. 37: "O senso comum contém inumeráveis interpretações pré-científicas ou quase-científicas, sobre a realidade cotidiana, que admite como certas."

[33] Cf Berger, p. 36/37.

[34] Cf. Geertz, p. 116, 117, 128, 140 e 141

[35] O ato de "quinar" descrito por uma moradora de Vigário: *"Esfregá pra tirar o sumo da erva, dentro da água fria. Depois, esquenta, mas nunca com a erva dentro"*. (Dona de casa, 38 anos.)

[36] GEERTZ, C. *A Interpretação das Culturas*. Rio de Janeiro: Ed. Guanabara, Koogan S.A., 1989, p.225.

[37] FOSBERG F. R. Plant collecting as na anthopological field method. Separata, México: Ed. El Palácio, 1960, p. 125. *In:* Pessoas de Barros J. F. *O Segredo das Folhas*. Rio de Janeiro: Pallas, 1993, p. 37.

[38] AMOROZO, M.C.M. "A Abordagem Etnobotânica na Pesquisa de Plantas Medicinais". *In: Plantas Medicinais Arte e Ciência*. Di Stasi Luiz Cláudio (org). São Paulo: UNESP, 1996. p. 47.

[39] FICALHO (Conde) (Francisco de Melo). Plantas úteis da África Portuguesa. Lisboa: Ed. Divisão de Publicações e Biblioteca – Agência Geral das Colônias, 1947 (301p). *In:* PESSOA DE BARROS, J. F. p. 35.

[40] Cf. BASTIDE, R. *O Segredo das ervas*. São Paulo: Anhembi, 1955; PESSOA DE BARROS, J. F. *O Segredo das Folhas*. Rio de Janeiro: Eduerj, 1993; LOYOLA, M. A. *Médicos e Curandeiros*. São Paulo: Difel, 1984; ORTIZ, R. *A Morte Branca do Feiticeiro Negro*. Petrópolis: Vozes, 1978; ARAÚJO. A. M. *Medicina Rústica*, São Paulo: Ed. Nacional, 1961.

[41] PESSOA DE BARROS, J. F. *Op.cit.*, p.21. (grifos meus)

[42] LOYOLA, M. A. *Op.cit.*, p. 96. (grifos meus)

[43] ARAÚJO, A. M. *Medicina Rústica*. São Paulo: Ed. Nacional, 1961, p. 193.

[44] LOYOLA, *Op.cit.,* p.64 e 93.

[45] AMOROZO, M. C. M., *Op.cit.,* p. 61.

[46] A oposição quente-frio se refere a qualidades intrínsecas de plantas medicinais, de doenças, de alimentos, que não têm relação com a temperatura. Para uma discussão a esse respeito, ver, entre outros, MAUÉS, R. H. *A Ilha Encantada: medicina e xamanismo numa comunidade de pescadores*. Belém: Editora da Universidade (UFPA), 1977, e QUEIROZ, M. S. Estudos Sobre Medicina Popular no Brasil. *Religião e Sociedade*, V.5, p.241-50, 1980.

[47] PESSOA DE BARROS, *Op.cit.,* p.90.

[48] PESSOA DE BARROS, *Op.cit.,* p. 38.

[49] Em seu livro *A Ilha Encantada: medicina xamanismo numa comunidade de pescadores*, Maués assinala a ligação entre as diversas classificações analisadas no corpo de seu trabalho, como, por exemplo, entre a classificação das doenças

não-naturais e dos agentes causais das doenças, assim como a existência deste mesmo tipo de ligação em trabalhos de outros autores. cf. p. 249/250.

[50] BASTIDE, R. *Estudos Afro-brasileiros*. São Paulo: Ed. Perspectiva, 1973. p. 105.

[51] LOYOLA, M. A. *Op.cit.*, p. 62.

[52] *Op.cit.*, 1977, p. 103.

[53] GEERTZ, C. *A Interpretação das Culturas*. Rio de Janeiro: Ed. Guanabara Koogan S.A., 1989, p.

[54] Cf. GEERTZ, *Op.cit.*, p. 229.

[55] Cf. capítulo III "A origem da sabedoria das ervas", p. 64.

[56] LÉVI-STRAUSS, C. *O Pensamento Selvagem*. São Paulo: Ed. Nacional, 1976, p. 29 e 30

[57] FOUCAULT, M. *As Palavras e as Coisas*. Lisboa: Portugália Editora, 1966, p. 3

[58] *Op.cit.*, p. 3.

[59] Sobre a circularidade do conhecimento na sociedade, cf. GINSBURG, G. *O queijo e os vermes*. São Paulo: Companhia das Letras, 1996, e, ainda, SANTOS, Boaventura de Souza. *Introdução a Uma Ciência Pós-Moderna*. Rio de Janeiro: Graal, 1989.

[60] Sobre questões relativas à investigação e apropriação do conhecimento popular sobre as ervas para produção de medicamentos industrializados, cf. ELISABETSKY, E., GELY, A. Plantes Médicinales utilisées en Amazonie comme fond potentiel de noveaux agents Thérapeutiques dans les cas d'allergie, thrombose et inflamation. *J. d'Agriculture Traditionelli et Botanique Appliqué*, V. 36, p. 143 -51, 1987.

[61] PESSOAS DE BARROS e TEIXEIRA. "O Código do Corpo: Inscrições e Marcas nos Orixás". *In: Meu sinal está em seu corpo* h C. E. M. Moura, organizador. São Paulo: Edicon/Edusp, 1989, p. 204.

[62] LÉPINE, C. Contribuição no estudo da classificação dos tipos psicológicos no candomblé ketu de Salvador. São Paulo, Tese de Doutoramento, USP, 1978.

[63] De acordo com Verger, axé é a força contida em todos os elementos naturais e seres, mas que necessita, como indica Barros, de certos rituais e da palavra falada para ser detonada e dinamizada. Cf. BARROS e TEIXEIRA, *op. cit.*, p. 209.

[64] PESSOA DE BARROS e TEIXEIRA, *op. cit.*, p. 211.

[65] PESSOA DE BARROS e TEIXEIRA, *op. cit.*, p. 216. (grifo meu)

[66] ANDRADE, Mário. *Namoros com a Medicina*. São Paulo:, Martins, Brasília, INL, 1972, p. 68-69.

[67] BRAGA, -. S. – "Prática divinatória e exercício do Poder: O Jogo de Búzios nos Candomblés na Bahia". *In: Afro-Ásia*. Salvador: Ed. CEAO, 13: 67-84, 1980. (grifos meus)

[68] Esta questão será discutida com mais atenção no capítulo VI, "Popular e Científica". De um modo geral, é preciso destacar que essa referência aos saberes científicos aparece de diversos modos, não só no meu material etnográfico, como em pesquisas de diversos autores, entre os quais podemos citar: LOYOLA, M. A. et al.

Medicina Popular ou Sistema Paralelo de Saúde. Rio de Janeiro: FMS/UERJ (Relatório de projeto de pesquisa) 1977, MONTERO, p. "Da doença à desordem: as práticas mágico- terapêuticas na umbanda". São Paulo. FFLCH/USP (Tese de Doutorado) e GUEDES, Simone. "Umbanda e Loucura". *In:* VELHO, G. (org) *Desvio e divergência: uma crítica da patologia social*. Rio de Janeiro: Zahar. (5ª ed., Jorge Zahar Editor, 1985).

[69] LÉVI-STRAUSS. *O Pensamento Selvagem*. São Paulo: Ed. Nacional, 1976, p. 37.

[70] *Op.cit.,* p. 40.

[71] É possível encontrar contribuições à discussão sobre "estratégias múltiplas" como um aspecto da cultura popular em: LOYOLA, M. A. "Cure des corps et cure des âmes: les repports entre les médicines et les religions dans la banliene de Rio" *Actes de la Recherche em Sciences Sociales*. Paris, 1982 (43); MONTEIRO, D. I. "Igrejas, seitas e agências: aspectos de um ecumenismo popular" In: VALLE e QUEIROZ, orgs. *A cultura do povo*. São Paulo: Cortez e Moraes/EDUC, 1979; ALVES, R. "A empresa da cura divina: um fenômeno religioso? *In:* VALLE e QUEIROZ, orgs. *A cultura do povo*. São Paulo: Cortez e Moraes/EDUC, 1979; MAGNANI, José G. C. "Os pedaços da cidade". *In:* Encontro de Associação Nacional de Pós-Graduação e Pesquisa em Ciências Sociais, 6. 1982.

[72] Cf. DUARTE, L. F. D. "Três ensaios sobre pessoa e modernidade". *Boletim do Museu Nacional*. Rio: (41). (N. Série-Antropologia) 1983 a e, do mesmo autor, *Da vida nervosa*. Rio de Janeiro: Jorge Zahar/CNPq, 1988.

[73] BARROS e TEIXEIRA, *Op. cit.*, p. 216.

[74] DUARTE, L. F. D. *Da vida nervosa*. Rio de Janeiro: Zahar/CNPq, 1988, p. 61. (grifos do autor)

[75] *Op.cit.,* p. 40.

[76] FOUCAULT, M. *El nascimento de la clinica*. México: Siglo XXI, 1966, p.5.

[77] Cf. CANGUILHEM, G. *O normal e o patológico*. Rio de Janeiro: Forense, 1978.

[78] Cf. DUARTE. *Op.cit.,* p. 105.

[79] VELHO e VIVEIROS DE CASTRO "O conceito de cultura nas sociedades complexas: uma perspectiva antropológica". *Artefato*, (1) 1978. 120.

[80] LOYOLA, M. A. *Médicos e Curandeiros*. São Paulo: Difel, 1984.

[81] BARROS e TEIXEIRA, *Op.cit.,* Cf. também: BASTIDE, R. *Medicina e Magia nos Candomblés*. São Paulo: Bol. Bibliográfico 16: 7-34, 1950. MONTEIRO, P. *Da doença à desordem: a magia na umbanda*. Rio de Janeiro: Ed. Graal, 1985, e ORTIZ, R. *A Morte Branca do Feiticeiro Negro*. São Paulo: Ed. Brasiliense, 1988.

[82] CAIRO, N. *Guia de Medicina Homeopática*. São Paulo: Livraria Teixeira, 21ª ed., 1990, p. 93-94.

[83] *Op.cit.,* p. 98. Ver ainda em *A História da Loucura* (1978, cap. 8) especialmente no capítulo intitulado "Médicos e Doentes", assim como no "Nascimento da Clínica" (1966), Foucault contribui para a história da consolidação e legitimação do sistema de saber/poder médico na modernidade.

[84] LOYOLA, M. A. *Médicos e Curandeiros*. São Paulo: DIFEL, 1984, p.67.

[85] *Op.cit.*, p. 80.

[86] Cf. BASTIDE, R. *O Candomblé da Bahia*. São Paulo: Ed. Nacional, Col. Brasiliana, 313, 1978.

[87] *Op. cit.*, p. 44.

[88] LATOUR, B. *Jamais Fomos Modernos*. Rio de Janeiro: Ed. 34, 1994, p. 79 e 80.

[89] LÉVI-STRAUSS. *O Pensamento Selvagem*. São Paulo, Ed. Nacional, 1976, p. 57. (grifos do autor)

[90] *Op.cit.*, p. 39.

[91] LATOUR, Bruno. *Jamais Fomos Modernos*. Rio de Janeiro: Ed. 34, 1994, p. 12.

[92] *Op.cit.*, p. 107.

[93] *Op.cit.*, p. 116.

[94] WOHO / TRM / 98-1. Regulatory Rituation of Herbal Medicine: A World Wide Review. Genebra, 1998, p. 45. (grifo meu)

[95] Cf. LOYOLA, A. *Médicos e Curandeiros*. São Paulo: DIFEL, 1984, p. 42.

[96] *Jornal do Brasil*, 14 de outubro de 1998, p. 15.

[97] LATOUR, B. *Jamais Fomos Modernos*. Rio de Janeiro: Ed. 34, 1994, p. 72.

[98] RIEVE, M. *A Modern Herbal*. London: Tiger Books International, 1994, p. xi (grifo meu)

[99] VALNET, J. *Phytothérapie: Traitement des maladies par les plantes*. Paris: Maloine S.A. Éditeur, 1983, p. 13.

[100] SOUZA BRITO, A. R. M.; SOUZA BRITO, A. A. "Medicinal Plant Research in Brazil: Data from Regional and National Meetings". *Medicinal Resources of the Tropical Forest: Biodiversity and its importance to Human Healtth*. org. BALICK, Michael et al. New York: Columbia University Press, 1996, p. 393.

[101] FARNSWORTH, N. R. "Testando plantas para novos Remédios". *In: Biodiversidade*. Wilson, E. O. (org). Rio de Janeiro: Nova Fronteira, 1997, p. 107.

[102] LATOUR, Bruno. *Jamais Fomos Modernos*. Rio de Janeiro: Ed. 34, 1994, p. 9.

[103] Cf. IANNI, O. *Globalização e Transculturação*. Primeira Versão, n° 69, Campinas: IFCH/UNICAMP, abril/97, p. 23.

[104] VASCONCELLOS, A. G. *Potencial biotecnológico de Physalis angulata L., uma planta medicinal*. Rio de Janeiro: UFRJ, Instituto de Biofísica Carlos Chagas Filho, 1998, Tese de Mestrado.

[105] *Op. cit.*, p. 5.

[106] Brasil. Ministério do Meio Ambiente, dos Recursos Hídricos e da Amazônia Legal. Primeiro Relatório Nacional para a Convenção sobre Diversidade Biológica: Brasil. Brasília, 1998.

[107] *Op. cit.*, p. 12.

[108] Grande parte desta bibliografia encontra-se no contexto da etnofarmacologia. Cf. SOUZA BRITO, A. R. M. e SOUZA BRITO, A. A. "Medicinal Plant Research in Brazil: Data from Regional and National Meetings". *Medicinal Resources of the Tropical Forest: Biodiversity and its importance to Human Health*. Org. BALICK, Michael *et al*. New York: Columbia University Press, 1996, p. 386 a 401.

[109] AMOROZO, M. C. M. and A. Gely. "Uso de plantas medicinais por caboclos do baixo Amazonas" – Barbacena / Pa. *Boletim do Museu Paraense Emílio Golldi*. 1988. 4 (1). 47-131.

[110] SIMÕES, C. M. O., L. A. Mentz, E. P. Sckenkel, B. E. Irgang e J. R. Stehmann. *Plantas da Medicina Popular do Rio Grande do Sul*. Porto Alegre: Editora da Universidade do Rio Grande do Sul, 1986, 173 p.

[111] Cf. BRAGA, R. 1960. "Plantas do Nordeste, especialmente Ceará". Imprensa Oficial, Brasil, 98 p. e AGRA, M. F. 1980. "Contribuição do estudo de plantas medicinais de Paraíba". *Ciência e Cultura* 33 (suplemento): 64-66. ALMEIDA etal 1990. "Levantamento da flora medicinal comercializada em Salvador, BA". *Annals of XI simpósio de plantas medicinais do Brasil*. Comm. 4.60.

[112] *Op. cit.*, p. 399.

[113] *Op. cit.*, p. 9.

[114] CREA – RJ. "Mutação Arriscada", Rio de Janeiro, *Revista nº 21*, janeiro 99. p. 9.

[115] IANNI, O. *Globalização e Transculturação*. Primeira Versão nº 69. Campinas: IFCH/UNICAMP, abril/97, p. 23. 151.

[116] *Op. cit.*, p. 9.

[117] *Op. cit.*, p. 159.

[118] Y, D. A. (1996) Tradicional Resource Rights: International Instruments for Protection and Compensation for Indigenous Peoples and Local Communities. Cambridge. IUCN.

[119] *Op. cit.*, p. 26.

[120] *Op. cit.*, p. 143.

[121] Cf. SAHLINS, M. *Cultura e Razão Prática*. Rio de Janeiro: Zahar, 1979, p. 10.

[122] BOLTANSKI, L. *Classes sociais e o corpo*. Rio de Janeiro: Graal, 1989, 2ª edição, p. 29.

[123] *Op. cit.*, p. 89.

[124] *Globo Ciência*. São Paulo: Editora Globo, ano 5, 1995, nº 52. p. 18.

[125] LATOUR, B. *Jamais Fomos Modernos*. Rio de Janeiro: Ed. 34, 1994, p. 71.

[126] DUARTE, L. F. *Da vida nervosa nas classes trabalhadoras urbanas*. Rio de Janeiro: Zahar, 1986, p. 135.

ANEXO I

MALES	CURAS
DOR DE CABEÇA	Beba chá de angélica, alfazema, anis, erva-cidreira, maracujá, sálvia ou violeta.
COLUNA	Contra as dores na coluna, tome chá de casca de carvalho 3 vezes ao dia. Faça uma mistura com cachaça, caroços de abacate ralados e sementes de Eucalipto, deixe curtir 2 dias, depois use em massagens.
DOR NO CORPO	Faça uma garrafada com 1 litro de álcool, um pouco de arruda, catinga-de-mulata, cânfora e mastruço. Deixe ficar bem curtido e faça massagens nos locais doloridos.
DOR NOS OSSOS	Elimine da alimentação carne, queijo, ovo, margarina, leite, café, chocolate, açúcar branco e ervilhas e feijões secos. Beba em jejum e ao deitar, 1 xícara de chá de suco de limão com um pouco de suco de alho. Chás bons para esfregar ou tomar, a fim de aliviar o reumatismo: açoita-cavalo, alecrim, alho, angélica, aroeira, arruda, artemísia, babosa, bardana, batata inglesa, chapéu-de-couro, catinga-de-mulata, gengibre, taiuiá.
GRIPE	Cura-se com bastante líquido, principalmente sucos de frutas e verduras. Faça inalações com cebola, sal e eucalipto. Faça um chá com limão (incluindo a casca), dentes de alho e cebola cortada em pedaços. Ferva, adoce com mel de abelhas e tome de hora em hora. Faz cessar qualquer gripe.
TOSSE	Causada por bronquite, gripes, fumo e catarro. Tome uma colher(chá) de mel, de hora em hora. Beba chás de: agrião, alecrim, alfavaca, cravo-de-defunto, erva-de-Santa Maria, mamão, poejo e transagem.
DOR DE GARGANTA	Faça gargarejos com as seguintes plantas: caroba, flor de roseira, romã, malva ou transagem.
PNEUMONIA	Inflamação aguda no pulmão, bastante perigosa. Primeiramente, combata a febre. Faça jejum por 5 dias tomando apenas suco de frutas e verduras a cada duas horas e meia. Beba de hora em hora o suco puro de um limão. Faça compressas nas costas do doente com fubá ou farinha de mandioca umedecidos e aquecidos. Coma bastante agrião e tome chá de alfavaca, avenca, cambará, cavalinha, salsa e transagem.
TUBERCULOSE	Apanhe sol aos poucos. Faça compressas com coalhada de leite, no peito e nas costas, 15 minutos por dia. Faça todos os dias cataplasmas de barro sobre a barriga e partes doloridas. Tome 1 xícara de suco de cebola com mel 3 vezes ao dia. Algumas plantas boas para curar a tuberculose: carne-de-vaca, xarope de agrião, guaco, salsa, cabelinho-de-porco, cipó pata-de-vaca, lírio-roxo e saião.
DOENÇAS NOS OLHOS	Em geral, sua causa principal é a má nutrição durante o período de gestação ou na infância. Coma alimento que contenha vitamina A. Lave os olhos com chá de confrei, transagem, chicória, camomila ou rosa vermelha.
DOENÇAS NOS OUVIDOS	Coloque algodão dentro do ouvido e aplique barro por cima. Este processo tem curado até surdez que não seja de nascença. Tome chá de camomila, macela ou erva-de Santa Maria.

FEBRE INTERNA	É causada por má digestão – comidas muito pesadas para o estômago –, além de comidas e bebidas geladas. Essa febre atrai doenças como: gripes, infecções, vermes e anemia, porque deixa a pessoa fraca. Para combatê-la, beba chá de sabugueiro, folha de laranjeira, alho e mel 2 vezes por dia. Tome bastante suco de limão e banhos frios rápidos, esfregando pelo corpo um algodão embebido em álcool.
FEBRES ERUPTIVAS	Sarampo, Escarlatina, Varíola, Difteria ou Crupe são febres fortíssimas derivadas destas doenças. Evite o vento frio para que elas não se recolham e tome chá de abútua, alfavaca, alho, arruda, camomila, casca-de-anta, guaco, maria-mole, pitanga, salsa ou transagem.
INFECÇÕES	Sua principal causa é o mau funcionamento do intestino. Para eliminar esse problema, pegue uma dessas ervas: casca ou folha de nogueira, salsa-parrilha, gervão, confrei, pariparoba, bardana, raiz-de-guaxuma, picão-da-praia, transagem, erva-capuchinha, douradinha do campo ou mastruço, esmague-a, ponha no álcool e deixe curtir durante 24 horas. Em meio copo de água, coloque 30 gotas dessa garrafada e tome diariamente de manhã e à tarde.
DOENÇA DE MULHER	Causada por inflamação do útero e dos ovários. Para curar, deve fazer banho de assento com chá de malva, picão, transagem, confrei. Beba chá de alecrim-do-jardim, guabiroba, embaúba. Para eliminar quistos e desinflamar útero e ovários, aplique cataplasmas de barro sobre a barriga todas as noites. Beba bastante chá de transagem.
MENOPAUSA	Ela traz muitos problemas, às mulheres, devido à ausência da menstruação. Para diminuir os problemas evite proteínas animais, coma bastante vegetais. Pela manhã, deve passar pelo corpo uma toalha molhada. Beba chás de: agoniada, algodoeiro, raiz de carapiá, erva-do-colégio ou sussuaiá.
CORTES	Lave com água fervida ou com infusão de angico, malva ou confrei.
HEMORRAGIAS	Aplique barro sobre o local durante 3 horas. Para a hemorragia do nariz, aplique-o sobre a nuca, ou coloque dentro do nariz um algodão embebido com vinagre e misturado com água fria. As folhas de salsa introduzidas no nariz também fazem cessar. Para a hemorragia uterina, beba chá de folhas de algodão ou cordão-defrade. Outros chás que também combatem a hemorragia são: bolsa-de-pastor, calêndula, cambui, canela moída, cavalinha, confrei, cenoura, limão, transagem e sangria.
DOENÇAS NERVOSAS	Combata as preocupações. Ande descalço na terra ou grama molhada, diariamente, durante 10 minutos. Os chás que acalmam os nervos são: alfafa, cajueiro, catuaba, dente-de-leão, folhas e frutos de figo, macieira e serralha.
MEMÓRIA FRACA	Alimente-se de frutas e verduras frescas, sem esquecer do mel de abelhas, excelente nesse caso. Evite o álcool e o fumo e também a carne, o ovo e o açúcar branco. Tome chás de catuaba, salva-do- Rio Grande do Sul e cóculos.
LOMBRIGAS/VERMES	Os chás que eliminam os vermes são: erva-de-Santa Maria, araticum, artemisia, camomila, hortelã branca, buxo. Tome o chá de uma dessas ervas em jejum (meia xícara).

DOENÇAS DO ESTÔMAGO	Para evitar as doenças do estômago, é preciso: alimentar-se corretamente, mastigar bem, combater a prisão de ventre e cuidar do bom funcionamento do fígado. Faça jejum de um ou dois dias tomando apenas sucos de frutas naturais a cada duas horas, pois os melhores alimentos para o estômago são frutas e verduras cruas. Bom para curar o estômago são os chás de: angélica, artemisia, babosa, camomila, capim-cidreira, cardo-santo, casca-de-anta, gervão, losna, louro-preto, macela, poejo e sálvia.
GASTRITE	Comer legumes e verduras cozidas. Faça cataplasmas toda noite, durante um mês. Em jejum, durante 15 dias, tome suco de dente-de-leão com água ou suco de couve. Beba bastante chá de confrei e cavalinha.
MÁ DIGESTÃO	É bom fazer jejum durante o dia bebendo água pura ou sucos naturais de frutas e verduras a cada 2 horas. Coma bastante cebola crua e tome suco puro de limão. Os chás que resolvem a má digestão são: açafrão, agrião, alecrim, alfavaca, carqueja, camomila, raiz de picão, casca-de-anta, gervão e macela. Pode misturar todos os chás.
DOENÇAS DO FÍGADO	A melhor dieta para o fígado é deixá-lo em repouso durante algum tempo, jejuando. Após o jejum coma apenas fruta, verduras e sopas de legumes. Tome chá de agrião, abacaxi, angélica, alcachofra, boldo, carqueja, dente-de-leão, quebra-pedra, salsa.
HEPATITE	É uma doença do fígado bastante contagiosa, por isso os objetos de uso do doente devem ser mantidos separados dos objetos dos outros. Durante o período da hepatite é bom alimentar-se somente de sucos de frutas ou verduras. Tome bastante chá de picão, aipo-do-reino e raiz de salsa, diversas vezes por dia, até ficar curado.
DIARRÉIA/DESINTERIA	Deve comer maçã, suco de cenoura e banana maçã. Tome suco puro de limão.
DOENÇAS DOS RINS	Evite alimentos como carnes, café, bebidas alcoólicas e outros. Tome o suco de dois limões todos os dias em jejum e chás de quebra-pedra, cabelo de milho, folha de abacateiro, chapéu-de-couro, abútua, cardo-santo, cipó-sucupira, picão ou pata-de-vaca, quatro vezes ao dia.
DIABETE	É causada por má digestão e febre interna. Evite: carne, arroz, trigo, açúcar, leite, queijo e frituras. Coma bastante frutas e verduras e tome uma xícara de chá de pata-de-vaca, carqueja, confrei, cáscara-sagrada e chapéu de couro, quatro vezes ao dia.
DOENÇAS DO CORAÇÃO	Evite o sal e tome bastante suco de limão para fortificar o coração. Aplique coalhada de leite sobre o peito diariamente durante 2 horas. Tome chás de: alecrim, bardana, erva-cidreira, e vezes ao dia.
PRESSÃO ALTA	As ervas que baixam a pressão são: acácia, agrião, alfavaca, amora-branca, alecrim, cana-de-milho, cavalinha, guaxuma, maracujá, salsa e sete-sangrias. Beba, ainda, bastante suco de limão.
PRESSÃO BAIXA	Os chás que ajudam a pressão subir são: alfavaca, aveia, canela, capim-cidrão, bolsa-de-pastor, cardo-santo, gengibre. Banhos frios rápidos e comidas mais salgadas, azeitonas, beterraba e cenoura cruas também ajudam a normalizar a pressão.

GORDURA DEMAIS	Para combatê-la, evite: pão, açúcar e arroz branco, chocolate, doces, queijo, carnes, café e líquidos gelados durante as refeições. Deve dormir 8 horas por dia e fazer exercício. Um chá que emagrece demais é o de cebola. Corte uma cebola em 4 partes, ferva por alguns minutos, deixe esfriar e beba durante todo o dia. Outro excelente: pegue 4 folhas de cenoura e ferva com 1 xícara de água, beba morno após as refeições. Cuidado! Assim que alcançar o peso desejado cancele. Outros chás que emagrecem: confrei, erva-de-bugre, sete-sangrias, sabugueiro, cabelo de milho e o suco de 2 limões em jejum.
DOENÇAS DA PELE	Tome os seguintes chás depurativos: dente-de-leão, bardana, douradinha-do-campo, chá-de-bugre, espinheira-santa e transagem. Se a doença de pele for causada por impurezas do sangue, para curar aplique babosa no local. Misture as seguintes ervas: losna, alecrim, cavalinha, salsaparrilha, raiz de urtiga e tome 1 xícara 3 vezes ao dia.
ERISIPELA	Doença de pele que surge quando o sangue está impuro. Um ótimo remédio para esta doença é comer bastante inhame. Externamente use figo da Índia ou tuna ralado, aplicando sobre o local afetado 3 vezes ao dia. Babosa esmagada sobre a erisipela também é bom. Evite alimentos gordurosos, frituras, pimentas e carnes, principalmente a de porco.
FUMO/TABAGISMO	Causa vários malefícios ao corpo como: câncer de pulmão, paralisias, gangrenas, impotência, bronquite, asma e enfisema pulmonar que, conseqüentemente, levam à morte. Para abandonar o vício, o fumante deve beber de 6 a 8 copos d'água entre uma refeição e outra, mesmo sem sede, para desintoxicar o organismo. Deve deixar imediatamente a bebida alcoólica, o café, os alimentos picantes, fritura, gordura e sobremesa muito doce. Siga uma dieta vegetariana e sempre que lembrar de colocar um cigarro na boca, deve substituí-lo pelo chá de transagem, seguido de bastante suco de limão sem açúcar.

REFERÊNCIAS BIBLIOGRÁFICAS

AMOROZO, M.C.M. "A Abordagem Etnobotânica na Pesquisa de Plantas Medicinais". *In: Plantas Medicinais Arte e Ciência*. Di Stasi Luiz Cláudio (org). São Paulo: UNESP, 1996.

ANDRADE, M. *Namoros com a Medicina*. São Paulo: Martins, Brasília: INL, 1972.

ARAÚJO. A. M. *Medicina Rústica*. São Paulo: Ed. Nacional, 1961.

ARGAN, G. *História da Arte Como História da Cidade*. São Paulo: Martins Fontes, 3ª ed., 1995.

BARRETO, L. *Vida e Morte de M. J. Gonzaga de Sá*. São Paulo: Ed. Ática, 1997.

BARROS e TEIXEIRA. "O Código do Corpo: Inscrições e Marcas nos Orixás". *In: Meu sinal está em seu corpo*. Org.: Moura, C. E. M. São Paulo: EDICON/EDUSP, 1989.

BASTIDE, R. *O Segredo das ervas*. São Paulo: Anhembi, 1955.

BASTIDE, R. *Estudos Afro-brasileiros*. São Paulo: Ed. Perspectiva, 1973.

BASTIDE, R. *O Candomblé da Bahia*. São Paulo: Ed. Nacional, 1978.

BENJAMIM, W. A Paris do Segundo Império em Baudelaire. *In: Sociologia*. Org.: Kothe, Flávio, coord.: Fernandes, Florestan. São Paulo: Ed. Ática, 1985, p. 44-122.

BERGER e LUCKMANN. *A Construção Social da Realidade*. Petrópolis: Vozes, 1985.

BOLTANSKI, L. *Classes sociais e o corpo*. Rio de Janeiro: Graal, 2ª ed., 1989.

BRAGA, R. *Plantas do Nordeste, especialmente Ceará*. Imprensa Oficial, 1960, 98 p.

CAIRO, N. *Guia de Medicina Homeopática*. São Paulo: Livraria Teixeira, 21ª ed., 1990.

CANGUILHEM, G. *O normal e o patológico*. Rio de Janeiro: Forense, 1978.

DUARTE, L. F. *Da Vida Nervosa nas Classes Trabalhadoras Urbanas*. Rio de Janeiro: Jorge Zahar Editor, 1986.

ELISABETSKY, E., GELY, A. "Plantes Médicinales utilisées en Amazonie comme fond potentiel de noveaux agents Thérapeutiques dans les cas d'allergie, thrombose et inflamation". *J. d'Agriculture Traditionelli et Botanique Appliqué*, V. 36, p. 143 -51, 1987.

FARNSWORTH, N. R. "Testando plantas para novos Remédios". *In: Biodiversidade*. Org.: Wilson, E. O. Rio de Janeiro: Nova Fronteira, 1997.

FOUCAULT, M. *As palavras e as coisas*. Lisboa: Portugália Editora, 1966.

FOUCAULT, M. *El nascimento de la clinica*. México: Siglo XXI, 1966.

GEERTZ, C. "O senso comum como um sistema cultural". *In:O Saber Local*. Petrópolis: Vozes, 1997.

GEERTZ, C. *A Interpretação das Culturas*. Rio de Janeiro: Ed. Guanabara Koogan S.A., 1989.

GINSBURG, G. *O queijo e os vermes*. São Paulo: Companhia das Letras, 1996.

GUEDES, S. "Umbanda e Loucura". *In:* Velho, G. (org). *Desvio e divergência: uma crítica da patologia social*. Rio de Janeiro: Zahar, 1985.

IANNI, O. *Globalização e Transculturação*. Primeira Versão, nº 69, Campinas: IFCH/UNICAMP, abril/97.

IANNI, O. *Teorias da Globalização*. Rio de Janeiro: Civilização Brasileira, 1995.

LATOUR, B. *Jamais Fomos Modernos*: Ensaio de Antropologia Simétrica. Rio de Janeiro: Ed. 34, 1994.

LATOUR, Bruno. *A Vida de Laboratório*. Rio de Janeiro: Relume Dumará, 1997.

LÉVI-STRAUSS. "Estruturalismo e Ecologia". *In: O Olhar Distanciado*. Lisboa: Edições 70, 1986.

LÉVI-STRAUSS. *O Pensamento Selvagem*. Rio de Janeiro: Cia. Ed. Nacional, 1976.

LÉVI-STRAUSS. *Tristes Tópicos*. Lisboa: Edições 70, 1986.

LOYOLA, M. A. *Médicos e Curandeiros*. São Paulo: Difel, 1984.

LOYOLA, M. A. et al. "Medicina Popular ou Sistema Paralelo de Saúde". Rio de Janeiro: FMS/UERJ (Relatório de projeto de pesquisa) 1977.

LOYOLA, M. A. "Cure des corps et cure des âmes: les repports entre les médicines et les religions dans la banliene de Rio". *Actes de la Recherche em Sciences Sociales*. Paris, 1982

MAUÉS, R. H. *A Ilha Encantada: medicina e xamanismo numa comunidade de pescadores*. Belém: Editora da Universidade (UFPA), 1977.

MING, Lin Chau; CARVALHO, Izabel de. *Direitos de recursos tradicionais: formas de proteção e repartição de benefícios*: Anais do II Seminário de Etnobiologia do Sudeste. Botucatu: UNESP, 2005.

MONTEIRO, D. I. "Igrejas, seitas e agências: aspectos de um ecumenismo popular". *In*: *A cultura do povo*. Orgs.: Valle e Queiroz. São Paulo: Cortez e Moraes/EDUC, 1979.

MONTEIRO, P. *Da doença à desordem: a magia na umbanda.* Rio de Janeiro: Ed. Graal, 1985.

ORTIZ, R. *A Morte Branca do Feiticeiro Negro.* Petrópolis: Vozes, 1978.

ORTIZ, R. *Mundialização e Cultura.* São Paulo: Ed. Brasiliense, 1994.

PESSOA DE BARROS, J. F. *O Segredo das Folhas.* Rio de Janeiro: Eduerj, 1993.

POSEY, D. A. *Tradicional Resource Rights: International Instruments for Protection and Compensation for Indigenous Peoples and Local Communities.* Cambridge: IUCN, 1996.

QUEIROZ, M. S. Estudos Sobre Medicina Popular no Brasil. *Religião e Sociedade,* V.5, p.241-50, 1980.

RIEVE, M. *A Modern Herbal.* London: Tiger Books International, 1994.

ROUANET, S. A Cidade Iluminista. *In: Memória, Cidade e Cultura.* Rio de Janeiro: EDUERJ/IPHAN, 1998.

SAHLINS, M. *Cultura e Razão Prática.* Rio de Janeiro: Zahar, 1979.

SANTOS, B. *Introdução a Uma Ciência pós Moderna.* Rio de Janeiro: Graal, 1989.

SIMMEL, G. "O Estrangeiro". *In: Sociologia.* Org. De Moraes F., Evaristo. Coord: FERNANDES, Florestan. São Paulo: Ed. Ática, 1985.

SOUZA BRITO, A. R. M.; SOUZA BRITO, A. A. "Medicinal Plant Research in Brazil: Data from Regional and National Meetings". *Medicinal Resources of the Tropical Forest:* Biodiversity and its importance to Human Healtth. Orgs.: Balick, Michael *et al.* New York: Columbia University Press, 1996.

TUAN, YI-FU. *Espaço e lugar.* São Paulo: Difel, 1983.

VALNET, J. *Phytothérapie:* Traitement des maladies par les plantes. Paris: Maloine S.A. Éditeur, 1983.

VASCONCELLOS, A. G. Potencial biotecnológico de Physalis angulata L., uma planta medicinal. Rio de Janeiro: UFRJ, Instituto de Biofísica Carlos Chagas Filho, 1998, Tese de Mestrado.

VELHO, G.; VIVEIROS DE CASTRO, E. "O Conceito de Cultura nas Sociedades complexas: uma perspectiva antropológica". In: *Artefato* (1), Rio de Janeiro, 1978.

WEBER, Max. *In:* BORDIEU, Pierre. "A Codificação", *Coisas Ditas.* São Paulo: Ed. Brasiliense, 1990.

WHO / TRM / 98-1. Regulatory Rituation of Herbal Medicine. *A World Wide Review* Genebra, 1998.

CARACTERÍSTICAS DESTE LIVRO:

Formato: 14 x 21 cm

Mancha: 10,0 x 17,4 cm

Tipologia: Times New Roman 9,5/13

Papel: Ofsete 75g/m² (miolo)

Cartão Supremo 250g/m² (capa)

1ª edição: 2007

Impressão: Sermograf

*Para saber mais sobre nossos títulos e autores,
visite o nosso site:*
www.mauad.com.br